THE
自由診療
2

自費率
3割への挑戦

【編集委員】
康本征史
千葉県・柏の葉総合歯科

刊行にあたって

　2002年3月の『THE 自由診療』発刊より13年が経ち、その続編として『THE 自由診療2　自費率3割への挑戦』が発刊される運びとなりました。この12年間で、世の中は大きく様変わりしています。前巻が発刊された時期は小泉首相全盛期であり、社会保障費も聖域なく削減され、その後、経済は持ち直したもののリーマン・ショック、東日本大震災などの経済危機や天変地異が次々と起こり、歯科界も多大な影響を受けました。民主党政権下においては、歯科にとって有利な保険改正が行われましたが、現在の与党・自由民主党によって、再び社会保障費が削減されようとしています。

　保険収入の減収は、ともすれば「自費を増やそう」とする流れになりやすく、「保険 vs. 自費」という構図になりがちです。しかし、「自費のみ」を求める患者さんの数は決して多くありません。治療の一部が保険または自費という場合がほとんどです。したがって、「保険も自費も」取り込む戦略をしっかり作っていく必要があります。では、その戦略はどのように立てていけばよいのでしょう。また、それは歯科医師一人の努力でできるものでしょうか。さらにいえば、「1回の努力がその後の繁栄を導いた」という成功例を私は見たことがありません。

　ひとつひとつの歯科医院で、いろいろなかたちで地域に貢献するために日々努力が重ねられています。決して、努力がすべて成功へと繋がっているわけではありませんが、試行錯誤（PDCA）を根気よく行うことで、徐々にではあっても、遠回りであっても、歯科医院は伸びていきます。このたびの発刊に際し、多くの歯科医院にご登場いただき、これまで継続してきた努力の一端を語ってもらいました。読者の皆様にとって、少しでも参考になるところがあれば幸いです。

2015年1月
千葉県・柏の葉総合歯科　院長
康本征史

CONTENTS

3 　刊行にあたって

座談会 ① ホップ

8 　自費率3割への挑戦──成功例から学ぶ
　　　康本征史（千葉県柏市　柏の葉総合歯科）

10 　「保険か自費か」ではなく「保険も自費も」
　　　康本征史（千葉県柏市　柏の葉総合歯科）
　　　宇田川宏孝（東京都墨田区　宇田川歯科医院）
　　　吉留英俊（鹿児島県鹿児島市　よしどめ歯科）
　　　清水裕之（埼玉県さいたま市　しみずデンタルクリニック）

総論

18 　医院経営のEBM──ここまでわかった経営最前線
　　　康本征史（千葉県柏市　柏の葉総合歯科）

自由診療で患者さんの期待とニーズに応える

27 　①カウンセリングを重要視し、患者満足度の高い治療を行う
　　　有賀正治（長野県上伊那郡宮田村　あるが歯科クリニック）

33 　②ズバリ！自費率向上の源泉は、院長のブレない軸にあり
　　　──院長が真剣に仕事に向き合う姿に、人もお金もついてくる！
　　　今井恭一郎（埼玉県八潮市　今井歯科）

41 　③必要とされ続ける歯科医院であるために
　　　笠井啓次（三重県鈴鹿市　大木歯科医院）

47 　④地方での親子承継と自費率
　　　──地域に根ざした継続経営への取り組み
　　　和田匡史（徳島県鳴門市　和田歯科医院）

53 　⑤歯科医院経営をデザインする──居抜き物件からのスタート
　　　青木一太（北海道札幌市　新札幌いった歯科）

THE 自由診療 2
自費率3割への挑戦

座談会② ステップ

60 自費率3割のためのシステム作り
　　康本征史／宇田川宏孝／吉留英俊／清水裕之

自由診療で患者さんの期待とニーズに応える

69 ⑥ 子どもの成長に総合力で寄り添う歯科医院を目指す
　　柿崎陽介（宮崎県宮崎市　矯正・小児ひまわり歯科）

77 ⑦ 失敗は大きな学びとなる。成功と失敗の歴史
　　安藤如規（東京都品川区　オリーブ歯科）

85 ⑧ 私たちが受けたい治療を私たちが受けたい場所で
　　桝田康宏（大阪府堺市　ますだ歯科）

91 ⑨ 保険診療を重視した当院での自由診療に対する考え方
　　眞鍋圭介（岐阜県岐阜市　まなべ歯科クリニック）

97 ⑩ スタッフが働きやすい環境をつくり、
　　働きがいを高め、自費率を上げる
　　中村信一郎（大阪府門真市　にしさんそう歯科ナカムラクリニック）

105 ⑪ 自費率3割を決める!!
　　園田俊一郎（鹿児島県鹿児島市　鹿児島セントラル歯科）

座談会③ ジャンプ

114 さらにその上を目指すには
　　康本征史／宇田川宏孝／吉留英俊／清水裕之

全国開業歯科医アンケート

123 自由診療にどう取り組んでいますか？

book design：相羽裕太（株式会社明昌堂）

座談会

自費率3割への挑戦

成功例から学ぶ

　本日は、それぞれに独自の経営戦略を展開されている3名の先生方にご出席いただき、「自費率3割への挑戦」というテーマで座談会を行いたいと思います。
　まず、「保険か自費か」ということが論じられるようになったのは、私の記憶ではP総診が保険から外された頃だと思います。もちろん、保険診療で歯周治療を行っていましたが、P総診が保険から外されたことで、それまで自由診療も語らなかった人たちが、定期検診を自由診療にしないといけないような混乱が生じました。
　その後、インプラントバブル等々、歯科界にもさまざまな波が押し寄せ、当時は保険か自費かを、われわれ歯科医師が選んで、勝手に推奨しているような診療が行われていました。しかし、選択権はあくまでも患者さんですから、どう選ばれるかということの意味合いで、「保険も自費も」というアプローチが重要になってきているのです。
　そもそも「自費」という言葉の定義が間違っています。本来は「自由」のはずです。
　まず、現状を踏まえる必要があります。最新の統計では、日本の歯科医院は6万8797軒。自費率の全国平均は7％くらいです。そして都道府県によってもかなりの差があるのが現実です。
　たとえば、自費率1割の先生方の多くは、自由診療を否定しているわけではないのですが、かといって、経営的に積極的に肯定できない、というジレンマがあるのです。しかし一方では、患者さんからの反発やクレーム、煩雑な治療説明からの逃げの発想が自由診療の積極展開を邪魔しているように思えます。
　ちなみに、全国平均の1医院あたりの年間売上は4,300万円で、地方では4,700万円、東京では3,000万円を切ります。
　本座談会のポイントの1つとして、自由診療の売上をがむしゃらに増やすというのではなく、患者さんの選択肢を増やすということが挙げられます。その部分での歯科医院としての努力が足りないといいたいのです。真摯に治療に向き合う、あるいは歯科医院経営に向き合えば、患者さんの歯科に対する期待を考えたら、自費率3割ぐらいが妥当だと思っています。
　つまり、「保険か自費か」とかいうことではなく、患者さんの期待にきちっと応える、

ニーズに応える努力を歯科医院が継続していけば、おのずから3割は可能だろうと考えています。

ただ、歯科医師の思考として、ワークライフバランスを考えると、1日当たりの労働時間を改善するためには、歯科医院の経営的な数字も積極的に改善しなければならないという背景があるように思います。本日ご出席の吉留先生と宇田川先生は、経営ベースが自由診療中心になっておられます。もちろん、最初から自由治療中心になったわけではないと思います。

今回、お二人を座談会のメンバーとして選ばせていただいたのは、当初は保険診療がかなりのウエイトを占めた時代を経験され、そこから、ご自身の労働量を減らしながら自由診療中心へシフトされてきているからです。

要するに、1日100人の患者で自由診療が50％を超えるかといったら、それはあり得ないのです。1人当たりの診療時間が数分にもかかわらず、自由診療がどんどん選択される歯科医院を私は見たことがありません。自費率の高い先生ほど1日の患者数を制限をされていますし、それは欧米も含めて私が見聞きしているところはすべてそうでした。

ですから、この座談会では「保険も自費も」という背景に、歯科医師が1日当たり何人診るのが妥当なのか、あるいは現状はどうなのかということも踏まえながら、皆さん方にはちょっと昔を思い出していただいて、そのころの自由診療が一体どういう状況だったかをお話いただき、本日のテーマに迫りたいと思います。

康本征史

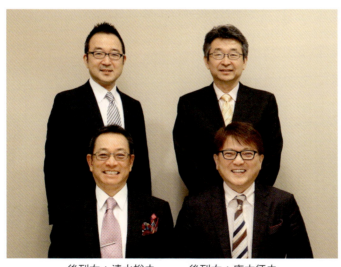

後列左：清水裕之　後列右：康本征史
前列左：宇田川宏孝　前列右：吉留英俊

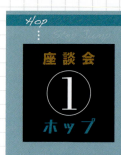

座談会 ① ホップ

「保険か自費か」ではなく、「保険も自費も」

康本 「保険か自費か」という話になると、保険は安かろう悪かろう、自由診療はよかろう、高かろう、といった話になりますが、同じ医療である以上、歯科医師は同じ姿勢で取り組んでいると思うのです。ただ現実は、歯科治療においては全国的に保険治療の割合が非常に高くなっています。自由診療は10％ぐらいで、歯科医院経営という点で見ると、保険診療に頼っている状況で、かなり厳しいのが現状です。

こうしたことは、保険治療で普通に診療を行っていれば、飯が食えた30年前には考えられないことでした。ところがいまは、自由診療というものを意識しないと、歯科医院経営が成り立たないような保険制度になっているのです。社会の変化や保険制度に対して、歯科医院も経営ベースで考えなければならない時代に入ってきたのです。

まずは、歯科医師になりたてのころを思い出していただき、そこから開業するまで、勤務医時代にはいろいろあったと思うのですが、宇田川先生はどのような医院に勤務されたのですか。

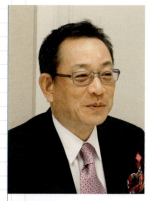

宇田川宏孝
Hirotaka UDAGAWA

1984年、北海道大学卒業。1987年、東京都墨田区に宇田川歯科医院開設。2012年、医療法人社団スマイルプラス設立。

1日の患者数からみえてくること

宇田川 30年前に卒業して東京の歯科医院に勤務しました。

康本 新人のときには1日に何人ぐらいの患者さんを診ていたのですか。

宇田川 就職した当日から、1日15人診ていました。1週間診療していると、一般的な歯科治療はできるようになります。歯科衛生士も補佐についてくれました。半年後には20人になり、ユニットを3台任されて1日に30人ぐらい保険中心の患者さんを診療できるようになりました。

院長は自由診療を中心に診療をされていました。私はそれがうらやましくて、うらやましくてしょうがないわけです。そのときに私が感じたのは、自由診療ってすごく高度で、きれいで、うらやましく、それを早くやりたかったのです。

康本 1日で30人ですよね。診療って、スタートは何時からだったのですか。

宇田川　朝の9時からです。
康本　夜は？
宇田川　5時までです。
康本　昼休みを考えると、実働が7時間ぐらいですかね。7時間で30人ですから、はい次、はい次というような診療を経験されたわけですね。
　吉留先生、卒業されたのが何年前ですか。
吉留　25年前です。卒後、すぐ鹿児島に戻って、先輩のところに1年間勤めました。
康本　そのときに、1日に何人ぐらい診療しましたか。
吉留　ほとんど診せてもらえませんでした。その後、老夫婦がやっていた、チェア2台の医院に勤務し、半年後に院長先生が亡くなって医院を引き継ぎました。
康本　患者さんは多かったのですか。
吉留　1日に7～8人ぐらいでした。院長が亡くなる前には、1日15人ぐらい診ていました。
康本　清水先生は卒後、大学院に残られたのですか？
清水　専攻生として残りましたので、週に数日はアルバイトをしていました。
康本　その時で1日どれぐらい患者さんを診ていましたか？
清水　20分に1人といった感じです。
康本　すると、1日に25人から30人ぐらいですね。私も卒業して8ヵ月で分院長になりました。その時で1日40人ぐらい。はい次、はい次で診てたんですよね。
　当時は、自由診療の説明などできませんでしたね。そのへんはどうですか。
宇田川　そのとおりで、結局自分でコンサルなんかできませんから、歯科助手や歯科衛生士が技工物を見せて説明していました。「先生、自由診療の契約が取れました」と自由診療になるケースがほとんどでしたね。
康本　その当時、院長先生は1日何人ぐらい診られてたんですか。
宇田川　10人ぐらいですかね。
康本　あるアンケートで「今日は患者さんが少ないなと感じる人数」を聞いているのですが、さて何人が多かったと思いますか。
清水　20人。
宇田川　私も20人。

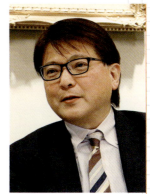

吉留英俊
Hidetoshi YOSHIDOME

1989年、広島大学大学卒業。勤務医を経て、1990年、鹿児島県鹿児島市によしどめ歯科医院開設。

康本　実は30人なんです。30人を切ると少ないと感じるようになるのだそうです。ユニット3台が平均ですから、ユニット当たり10人になります。1台当たり10人だと、ちょっとドタバタする感じなんですね。そのドタバタ感がなくなると、非常に心配になるのだそうです。われわれが開業した当時は、患者さんが並んでいましたからね。

康本　宇田川先生の医院は自由診療8割とのことですが、1日何人診られるのですか。

宇田川　私は1日に平均で7人ぐらいです。

康本　吉留先生は。

吉留　私はほとんど診療していません。オペが入れば3人ぐらいです。

宇田川　オペが入ると、私も3人ぐらいになります。

清水　私は1日15人ぐらいです。

自費率3割の院長が診療する適正人数とは

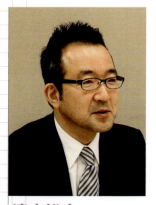

清水裕之
Hiroyuki SHIMIZU

1994年、東京医科歯科大学卒業。1998年、埼玉県さいたま市にしみずデンタルクリニック開院。2007年、同市にしみずデンタルクリニック東口オフィス開院。

康本　自由診療3割の先生と1割の先生では、院長先生が診なければならない患者さんの数が大きく違うのです。

あるアンケートによると、1時間に4人の患者を診なければならない医院は、自由診療10％以下なんです。3人のところは20分に1人ですね。20分に1人だと自由診療は約2割です。30分に1人のところは、1時間に2人で自由診療は約3割あります。5割以上というのは1時間に1人なんです。ですから、来院患者が25人以上のところは10％程度です。20人前後になってくると2割。15人前後になってくると3割。10人前後になってくると5割。これはだいたいのところで数字として合うのです。

これには、いろいろな理由がありますが、40人診ながら自由診療5割というところは1つもないのです。ですから、まず最初に自由診療を3割にしようと思ったときには、材料のこともありますが、まず患者の数、患者さんによる歯科医師の占有時間がポイントになってきます。

院長が忙しそうで、患者さんが声も掛けられないような診療環境では、自由診療というものが伸びることは決してないという統計がでています。

吉留　歯科医師が何人の患者を診るかもポイントですが、私は患者さんと接触する時間の長さが大事だと思っています。1人に40分を自費率が上がるのなら、その40分は歯科医師がすべて対応しなくてもいいし、チェアーでなくてもいいと思っています。当院にはカウンセリングルームがあって、患者さんが来たら、まずそこでトリートメ

ント・コーディネーターが当日の治療内容を、10〜15分説明して、チェアーに移ってもらって30分の治療を行います。その後、治療結果、次回の予定などを10〜15分で伝え、1人の患者さんに計1時間ぐらいかけています。当院では"サンドイッチ法"と言っています。

康本 それは先生が1時間接するということではないですよね。

吉留 そうです。当院は、治療以外では、先ほど話しましたトリートメント・コーディネーターが対応しています。

康本 患者さんの滞在時間ということになりますね。

吉留 患者さんとの会話を含めた滞在時間ですね。

康本 患者さんが1人になるときがないということですね。宇田川先生、どうですか。

宇田川 患者さんとのコミュニケーションをとる時間がすごく重要になってきて、患者さんも高額な治療費を払うようになると、真剣になります。トリートメント・コーディネーターもよいですが、重要なところは必ず私が説明するようにしています。思うのですが、治療技術だけ身につけていれば自費率が伸びるわけではなくて、患者さんとのラポール、つまり、信頼関係ができて、はじめて自由診療の契約に至ると思っています。

なぜ負の連鎖から抜け出せないのか

康本 共通認識として、患者さんの数が多くて、患者さんとゆっくり話もできないような環境では、自由診療も勧められないし、患者さんも受諾できないことに関しては、意見が一致しました。

では、歯科医師が1人でたくさんの患者さんに来ていただいている歯科医院があるとします。そんな先生は一生懸命でまじめだからこそ、たくさん患者さんが来るのです。ただ、それだけではお互いに幸せになれませんよね。患者さんも、先生が忙しすぎて声を掛けられない状況になっています。先生は、もうちょっとやってあげたいと思いながらも、次の患者さんのことを考えなければいけない。この連鎖をどうしたらよいと思いますか。

清水 難しいですね。保険治療の限界や他の治療法のメニューを提示するための時間を作らざるを得ないですよね。

私は、何か新しいことをやりたいときは、まず自分がやって見せて、それからスタッフにもやってもらうようにしています。メニューを提示して、「こういうものがあり

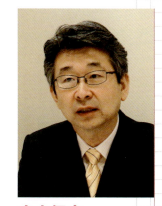

康本征史
Masafumi YASUMOTO

1990年、東北大学卒業。1994年、千葉県柏市に康本歯科クリニック開設。2014年、同市に柏の葉総合歯科開設。

ます」と、忙しいなか時間を作って説明するように指導しています。

康本 時間を作って説明するとなると、他の患者さんの予約が先になるか、待ってもらうかになりますよね。そういった患者の不満は、スタッフにぶつけられるわけですけど、不満をぶつけられたスタッフへはどういう声掛けをするんですか。

清水 自分が患者さんだったらどうしてほしいかなどをスタッフに伝え、私だったらこういう治療をしてほしいと思うし、だから、自分のところに来ている患者さんにもそのような治療を提示して、それを望む人には治療をしてあげたいと思うので、そこはどうしても譲れないというようにスタッフに理解を求めます。

　一時期、受付からの不満だったり、スタッフが疲弊して限界が来てしまい、新患を3ヵ月ほど断っていたこともありました。何とか現状を改善するための苦肉の策でした。

康本 患者さんは、予約が先になった場合、いつ治るのだろうという時間的なことに対する不安から、受付に「なぜ自分はそんなに先送りされてしまうのか」と不満を言うと思います。スタッフにはどのような指導を行っていますか。

宇田川 普段から、さまざまなケースを想定してスタッフ教育を行っています。説明時間をとることで多くの患者さんを診られなくなるので、当然患者さんから不満は出てきます。そこで、私の場合は、医院の規模を大きくしたり、勤務医を雇うことで解決していきました。

康本 吉留先生はどうですか。先生の場合、患者さんから「吉留先生に診てほしいのに」と言われることも多いと思います。でも先生の場合は、治療以外の仕事に集中する時間が多くなると思います。となると、多くの患者さんがスタッフ、とくに受付に不満を言うことになります。スタッフからそんな報告を受けたとき、どのような指導をされるのですか。

吉留 それで不満をいう患者さんはどれだけ説明しようが離れていきます。それでもついてきてくれる患者さんのほうを大事にしたいと思っています。

康本 いきおい、それはしょうがないから、来なくなったらいいよ、気にしないでいいよ、というふうにスタッフに話すのですか。

吉留 どちらかというと、そうです。でも、そこは仕方ないですよね。

負の連鎖を断ち切る

康本 自費率の低い先生方は、「やってあげよう」とか、「入らないけど予約を入れてあげなよ」などと、つい受付に言うわけですよ。それで、受付に「また待たされた、と言って患者さんに怒られるのは私なんですよ」と不満をぶつけられる。確かに、そ

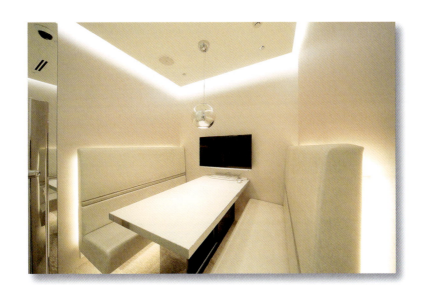

ういう優しい先生だから、患者さんが増えるのですね。でも歯科医院経営からしたら、それは実は"三方良し"のようで、"三方悪し"になってるわけですよ。そんな院長がたくさんいますので、アドバイスをしてあげてほしい。

宇田川　自費率1割前後の先生は、予約がいっぱいで新患を受け入れられないということですよね。でも清水先生みたいに新患を断るとか、私のように患者さんを絞り込んだりすると、いままで以上には売上は増えないのです。だから私は、投資をしろ、と言いたいのです。投資には2つあって、1つはチェアーの増設やカウンセリングルームを作る。もう1つは人材確保です。私の医院は狭いため、トリートメント・コーディネーターが待合室の片隅のカウンセリングルームで一生懸命患者さんと話をしています。院長自身の時間がほしいのであれば、投資をしたほうがよいと思います。

康本　患者さんが多い医院は、そもそも自由診療が増える余地がないのです。真面目な先生ほど多くの患者を診てしまうので、結果的に院長の人のよさが裏目に出てしまうのです。

　清水先生は、新患の制限、いわゆる流入制限で対応されました。宇田川先生からは、スタッフ増員とチェアーの増設という投資の提案がありました。結局は何らかの対応を迫られるわけですね。

宇田川　最初のころは、アポイントを工夫しました。必ず私が対応しなければならない治療と、歯科衛生士のスケーリングやTBIを組み合わせると1日に30人でも診られるわけです。それから、自由診療の日と保険の日を決め、診療に集中するのです。アポイントをうまく工夫すれば、ある程度の効果は期待できると思います。

康本 アポイントを工夫するには、受付やスタッフへの指導が必要ですね。

宇田川 そうですね。ただ、基本的に私がやりました。治療内容は、私が一番わかっていましたし、チェアー3台のころですから大した手間ではありませんでした。

康本 ほとんどの医院が30分に1人という枠で治療していると思いますが、いきなり治療から始まるわけではなく、挨拶から問診、治療説明等々の一連の流れがあると思います。そのなかで、歯科医師が患者さんの口腔内を診る時間は、大体10～15分です。それを工夫しなさい、というのが宇田川先生のご提案です。

　私は、院長が診る患者さんの数を、1人30分で、1日あたり20人までとアドバイスしています。人数制限は、統計的にも病院改善には手っ取り早い方法なのです。

吉留 予約がさらに先延ばしになりますね。

康本 そうなのです。

宇田川 でも、それでいいということだよね。

康本 何かを選ばない限り、改善は無理なんですよ。患者さんは、自分のことを考えてくれる医院だったら、知り合いに紹介するから、時間の差はあれ、結果的に必ず患者さんは集まってくるのです。

宇田川 人数制限という点では、当院独自の方針として、自由診療でTBIを受けてくれないと継続的な治療はしないシステムになっています。そうすると、嫌がる人もいますよね。そうすることで、価値観が同じ患者さんが来るわけです。ですから、その後の話もたいへんスムーズになるのです。

康本 「口腔内写真を撮ります」と言っても、「そんなこといいから早く治療してくれ」と言われたりしますが、そこで、医院の方針が揺らいでは元も子もありません。

吉留 清水先生、新患をすべて断るのには勇気がいったのではないですか。

清水 そんな時代もあったということです。いまは、初診予約の電話があると、「当日は必要であれば応急処置はしますが、カウンセリングだけで治療はしません」と対応するのですが、初診時に治療をしないという方針に対して、不思議に思う人のほうが圧倒的に多いと思います。でも、実際に来院されて、お話をすると、ほとんどの患者さんが理解してくれます。なかには、「こんなに話を聞いてくれてうれしい」と言ってくれる患者さんもいます。経験がないから「何で？」となるのです。

康本 そうなんです。われわれは、「初日に歯を抜くな」と散々言われてきました。トラブルの元だと言われながら、それができないでいるわけです。まず、自分の医院のコンセプトをしっかり患者さんに伝えること、そこを徹底しなければなりません。ルールが存在することを患者さんに理解していただくのです。

ジャパンメディカルブランディングは患者さんとの信頼関係・医院のブランディングをサポートする会社です。

ニュースレターで「差別化」「信頼関係の構築」「コミュニケーション」「増収、増患」など結果を出したい先生へ。当社制作のニュースレター・セールスレター使用により、以下の結果が。

✓ リコール率37.7％増
✓ 休眠患者30.3％が3ヵ月以内に来院
✓ 自費成約率66.3％UP
✓ インプラント埋入本数250％UP

安い、効果の無いニュースレターをご希望の先生は、他社のニュースレターをおすすめします。当社はあくまで結果にこだわったニュースレター制作代行会社です。自信があるからこそ、安心の80日間返金を行っております。詳しくは当社ホームページをご覧ください。

ニュースレターサンプル等が入った無料資料のご請求はこちらまで。

ジャパンメディカルブランディング 検索🔍
http://www.jmbranding.com

サイト内「お申込・お問合せ」フォームより必要事項をご記入の上お申込頂くか、
電話➡090-2986-1975
Mail➡japanmedicalbranding2013@gmail.com
にてお申込ください。

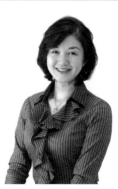

■ 代表プロフィール
藤峯 千春（ふじみね ちはる）
Japan Medical Branding 代表
ライター・グラフィックデザイナー・フォトグラファー
1978年 秋田県大仙市生まれ。
大学卒業後、広告代理店勤務。入社試験の際適正が多岐にわたっていたので、グラフィック部門／Web部門／ライティング部門／写真部門に同時配属。毎日のように泊まり込み、ほぼ家には帰らない日々を送る。社史最年少でアートディレクターに就任。
ひとつの広告は、文章を書くライター、紙面の構成をする編集者、写真を撮るフォトグラファー、デザインを行うグラフィックデザイナーというように、様々な分野が集まって出来上がっている。代表藤峯は、過去のキャリアにより、これら全てを行うことが出来る数少ないスペシャリストである。←これ重要
現在、Japan Medical Branding 代表として精力的に活動中。

 こちらからご連絡はいたしません。資料をよくご覧いただいた上でのご質問にはお答えいたします。

ジャパンメディカルブランディング
Japan Medical Branding
〒010-0011 秋田県秋田市南通亀の町6-5
TEL.090-2986-1975／FAX.018-803-4900

総論

医院経営のEBM
ここまでわかった経営最前線

千葉県・柏の葉総合歯科 **康本征史**

　わが国の保険財政の逼迫を受けて、2年に1回の診療報酬改定は、歯科医院の経営にとって決して望ましい方向に進んでいるわけではありません。むしろ、点数の据え置きや減額など、より厳しい状況に追い込まれています。そのようななかでも、歯科医院のパフォーマンスを医療水準に合わせて上げていかなければならないわけです。

　私が千葉県柏市に開業した20年前でも、歯科医院の数は多いと言われておりましたが、それから数千件の歯科医院が開設され、その点では確かに開業時に比べて厳しくなったといえます。しかし、歯科受診率はいまだ低く、歯科医院の数よりも国民の来院回数を増やす努力をするほうがずっと効果的だという考えも、私自身は変わっていません。

　20世紀に「痛い、取れた、腫れた」という緊急治療に明け暮れた歯科医院も、21世紀に入ると「予防のために定期的にメインテナンスに来る患者さんに対応する」ようになってきました。そして、国民の健康感も徐々に上がり、3歳児DFTはすでに1を切っています。つまり、むし歯そのものは子どもたちを中心に急激に減っており、増えているのは、歯肉炎や歯周病と言われております。国民の疾患構造に変化が見えていることから、歯科医院も時代に合わせて変革を遂げなければならないにもかかわらず、その努力はまだまだ不足していると言わざるを得ません。

　さらに、今年5月の「消滅可能性地方都市」という日本創成会議（増田寛也座長）からの報告は、日本全体に大きな衝撃を与えました。「歯科医院の周囲から人がいなくなる」そんな時代が2040年にはやってくるというのです。歯科医院を一度開設したら、少なくも35年、40年と継続させていかなければならないのに、その途中で、周囲から人がいなくなってしまうとしたら、歯科医院経営などひとたまりもありません。単に、歯科医院を開設するのではなく、将来の人口動態を見据えた開業計画を立てる必要が出てくるなど、ますます大変な状況になってくると思われます。

　このように歯科医院を取り巻く環境は、決してよいとはいえません。だからといって、何もしないわけではありませんし、まだまだやれることはたくさんあります。気

をつけたいのは、その努力の方向がずれていることです。方向が異なれば、積み重ねる努力も無駄となり、歯科医院の発展を見込むことはできません。

われわれが歯科医院の発展、ひいては国民の健康を支えるためには、まず、いま自院の立ち位置がどこにあるのかを見つめなおす必要があります。そのうえで、これから目指す位置へ、どのような努力を続けていくかが重要になってくるわけです。残念ながら、歯科医院経営に関して十分なデータがこれまでありませんでした。その結果、院長個人の資質に重きを置いた見方が強く、客観的な経営分析ができていなかったといえます。

そこで、昨年一般社団法人日本歯科イノベーション協会を設立、歯科医院の経営データ収集を始めました。日本全国の税理士・会計士事務所の協力を得て、346歯科医院のデータを集めることができました。単に売上や人件費などの経費といった数字だけではなく、立地や開業歴、規模や人材配置などのデータについても集めることによって、多方面からの分析が可能となりました。2014年10月に『歯科医院繁盛経営Data346』として上梓させていただきました。

▍開業歴によって売上が変わる？

図1～3、表1を見ていただきたい。年間の売上分布は、昔もいまも変わらず3,000～4,000万円台が最も多いのですが、年間医業収入が個別の歯科医院の具体像を示すものは何もないことがわかります。というのも、そのなかには、ユニットが2台の歯科医院もあれば、4台のユニットの歯科医院もあるわけです。あるいは、歯科衛生士が雇用されている歯科医院もあれば、いない医院もあるでしょう。単純に、売上だけを指標としてグラフ化してみても、そこから読み取れる経営情報は少ないのです。たとえば、これを開設者別にしてみると、図2のようになります。個人事業主では、2,000～5,000万円がほとんどであることから、読者が個人立であるなら、自院との比較も

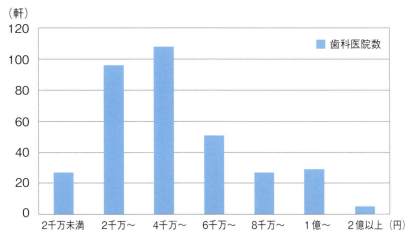

図❶　年間売上分布

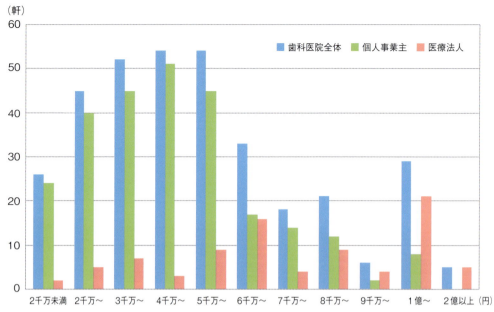

図❷　個人事業主・医療法人別年間売上分布

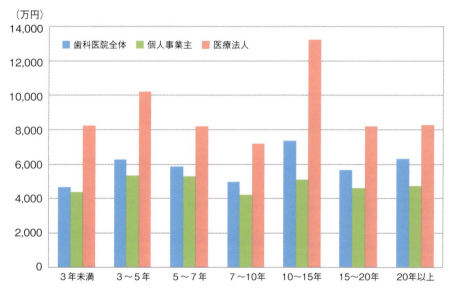

図❸　開業歴別年間売上分布

できないことはないですが、それでも規模がわからないので、単純に比べることはできません。医療法人は「成功している」「分院がある」「大型歯科医院」のようなイメージがあるものの、売上を見る限り千差万別と言わざるを得ません。そこで、開業歴を指標に加えてみると、表1および図3のようになります。確かに開業から時間が経つと、医療法人化する歯科医院が多くなり、開業後20年ともなればほぼ半分が法人成りしているのがわかります。開業歴でみると、個人立も法人立も開業5年が経つと売上が下がり始め、7〜10年で底、その後売上を伸ばし、15年後以降は比較的安定と

表❶　開業年数別　個人事業主・医療法人構成比率（開業年数分布）

開業年数	3年未満	3〜5年	5〜7年	7〜10年	10〜15年	15〜20年	20年以上
歯科医院全体	49	32	32	32	50	41	46
構成比	16.4%	10.7%	10.7%	16.1%	16.8%	13.8%	15.4%
個人事業主	45	26	26	36	36	29	26
構成比	91.8%	81.3%	81.3%	75.0%	72.0%	70.7%	56.5%
医療法人	4	6	6	12	14	12	20
構成比	8.2%	18.8%	18.8%	25.0%	28.0%	29.3%	43.5%

表❷　歯科医院の立地別構成数（立地分布）

	医院数	構成比
住宅地郊外立地	197	60.4%
駅前ビル店舗（雑居ビル）	49	15.0%
大型ビルテナント	10	3.1%
SC内テナント	20	6.1%
コンビニ型テナント（マンション1階部分）	23	7.1%
医療モール型テナント	2	0.6%
その他	25	7.7%

→

階数	医院数
1階	20
2階	10
3階以上	11

表❸　立地別年間売上（立地別売上分布）

	平均売上
住宅地郊外立地	55,674,715
駅前ビル店舗（雑居ビル）	60,693,665
大型ビルテナント	63,314,233
SC内テナント	60,827,753
コンビニ型テナント（マンション1階部分）	60,150,488
医療モール型テナント	43,181,629
その他	56,076,341

→

階数	平均売上
1階	60,390,385
2階	71,250,207
3階以上	53,002,514

なるようです。

　このように、売上を他の条件を加えてクロス分析を行うことによって、いままで見えてこなかった歯科医院の経営実態が少しずつ浮かび上がってくるのがわかります。

テナントは、本当に1階がよいのか

　一般に、歯科医院のテナントは1階がよいとされています。視認性（歯科医院として目立つ）がよく、新患の数が多いと言われています。確かに、2階や3階と比べれば、患者さんにとって1階テナントが入りやすいのは間違っていません。では、売上においても1階テナントがよいといえるのでしょうか。

　表2、3を見てください。立地別に歯科医院数を表すと、駅前ビルテナントは全体

表❹ ユニット台数歯科医院構成数（ユニット台数分布）

ユニット台数	2台	3台	4台	5台	6台	7台以上
医院数	29	149	101	32	13	7
構成比	8.8%	45.0%	30.5%	9.7%	3.9%	2.1%
予防専用ユニット設置比率	0.0%	2.0%	4.0%	12.5%	23%	42.9%
予防専用ユニット数【平均台数】	0	1.0	1.3	1.3	2.0	2.0

表❺ ユニット台数歯科医院構成数（ユニット3〜4台売上分布）

年間売上	医院数	構成比
2億以上	1	0.4%
1億〜	11	4.4%
9,000万〜	4	1.6%
8,000万〜	14	5.6%
7,000万〜	9	3.6%
6,000万〜	25	10.0%
5,000万〜	44	17.7%
4,000万〜	49	19.8%
3,000万〜	42	16.9%
2,000万〜	32	12.9%
2,000万未満	17	6.9%
合計	248	100%

売上3,000〜5,000万円台で半数以上になるが、同じ規模でも10倍の売上差がある

15%であり、その内、1階20医院、2階10医院、3階以上11医院となっています。では、その売上はというと、1階6,039万円、2階7,125万円、3階以上5,300万円となっており、2階テナントのほうが売上が約20%多い結果となりました。家賃の高い1階に開業することは、果たしてよい戦略だったのか、結果からは疑問が残ります。

ユニットは、何台置くのがベストなのか

　全国の歯科医院の平均ユニット数は、3.7台といわれています。**表4**のデータにおいても、ユニット数3台が45%、4台が30%と、圧倒的にこの規模が多いことがわかります。その最も多い3〜4台の規模の歯科医院の売上を抽出してみると、3,000〜5,000万円が半数以上となりますが、全体では、10倍の売上差が出るほどのばらつきがみえます（**表5**）。規模が同じであれば、受入患者数が10倍も差があることは考えられず、稼働率だけではなく、自由診療など、診療システムに大きな違いがあると思われます。

表❻ ユニット台数別売上分布

ユニット台数	平均	2台	3台	4台	5台	6台	7台以上
売上合計	4,791,212	2,554,780	3,585,911	5,144,304	7,034,390	12,349,642	13,889,103
保険収入	3,802,453	1,717,128	3,077,221	4,137,156	5,563,638	7,632,022	9,494,319
自由収入	988,759	837,652	508,690	1,007,147	1,470,752	4,717,621	4,394,784
自由診療比率	15.3%	23.3%	12.3%	14.2%	19.2%	36.3%	24.8%
ユニット売上	1,293,874	1,277,390	1,195,304	1,260,609	1,406,878	2,058,274	1,417,108

ユニット台数別にみたユニット1台当たりの売上（月商）

表❼ ユニット台数別売上分布（ユニット別売上分布）

ユニット台数　6台以上			
歯科医師数［常勤］	1人	2人	3人以上
医院数	6	5	8
売上［月間］	7,795,892	12,606,376	16,759,092
ユニット売上/1h	8,148	20,153	11,627

歯科医師数が一緒でも……

ユニット台数　3台			
歯科医師数［常勤］	1人	2人	3人以上
医院数	124	6	1
売上［月間］	3,456,238	4,280,399	7,314,398
ユニット売上/1h	6,332	9,622	16,040

　また、ユニット別売上（月商：**表6**）を見てください。ユニット3台で月商358万円、ユニット4台で514万円であり、厳しいと言われている昨今では素晴らしい業績といえるのではないでしょうか。しかし、自費率は12～14%と、他のユニット数に比べて最も低く、そのためユニット1台が稼ぎ出す金額が最も低い。つまり、生産性が低い状態なのです。生産性が低いのに高い売上を出すということは、非常に忙しい歯科医院ということが想像できます。忙しく働く環境がどこまで継続できるのかなど、スタッフ定着などに課題が現れると思います。成功していると思われる歯科医院にもかかわらず、その生産性が低くなるのはなぜなのでしょうか。

　では、生産性が最も高いのは、ユニット何台でしょうか。**表7**をみると、それが6台というのがわかります。3台に比べて規模は2倍になったが、売上は3.4倍、自由診療は9.3倍にもなり、ユニット1台当たりでも1.7倍の生産性を生んでいます。もちろん、6台ともなれば、歯科医師が院長先生の他にも勤務医が雇用されていることは想像に難くありません。しかし、それでも3台を基準にすれば人員配置も2倍になる

だけなので、売上も２倍、ユニットの生産性は変わらないはずです。逆に考えれば、ユニット３台という規模は、人員配置を効果的にすることが難しい規模なのではないでしょうか。ユニット３台の医院数は131あり、そのうち、勤務医を雇用している（歯科医師２人体制）のは、わずか７医院６％にすぎません。仮に、１人雇用しても売上は80万円増程度にとどまっています。一方、ユニット６台の19医院では、歯科医師１人が31％、２人が26％、３人以上が42％であり、売上は、＋480万円、＋415万円と大きな効果が現れています。つまり、ユニット３台という規模は、いわゆる「帯に短し襷に長し」という中途半端な規模だといえるのではないでしょうか。効率的に人員配置が行えない、その結果、思うような生産性が得られない。それゆえ、収益が低く雇用を増やすことも医院を拡張することも難しい、そういう姿がデータから読み取れるのです。

歯科衛生士の雇用は経営的にどのくらい効果があるのか

　歯科衛生士が歯科治療上も経営上も必要であることは疑いようもなく、それぞれの歯科医院では、いかに活躍してもらうかについて考えていることと思います。しかし、その経営に与える効果について数字で示したものはこれまでありませんでした。そこで、歯科衛生士の経営的効果について分析をします。

　まず、ユニット３台、歯科医師１人の歯科医院を抽出し、歯科衛生士が０人、１人、２人以上の売上を見てみましょう（**表８A、B、C**）。０人⇒１人は＋91万円、１人⇒２人は＋10万円となっております。売上原価、人件費には大きな差がないことから、利益が＋30万円は、歯科衛生士の雇用の効果といえると思います。ただし、ユニット３台の場合は、歯科衛生士を複数雇用しても直接的な利益には変化がありません。

　では、ユニット４台ではどうでしょうか（**表８D、E、F**）。０人⇒１人＋53万円、１人⇒２人以上＋75万円、利益額では、０人⇒１人変化なし、１人⇒２人＋68万円程度増えています。３台とは逆に４台では、歯科衛生士を複数雇用すれば大きく経営に寄与することがわかります。このように、単に雇えばよいということではなく、しっかり活躍できる場所（仕事）を与えてこそ、経営メリットに繋がるわけです。

　まとめると、ユニット３台であれば、歯科医師１人、歯科衛生士１人がベストバランスであり、４台ならば歯科医師１人、歯科衛生士２人がベストといえます。

　では、ユニット４台において、歯科医師２人とするとどうなるのでしょうか（**表９G、H**）。売上は、60万円増えましたが、利益は、30万円程度下がっております。しかし、自由診療の比率がおよそ２倍になっています。

表❽　歯科衛生士数の経営的効果

A　ユニット………… 3台　歯科医師［常勤］…… 1名　歯科衛生士［常勤］…… 0名

医院数			28	
売上			2,706,447	
薬品材料費			208,419	7.7%
技巧料			228,236	8.4%
売上原価			436,655	16.1%
人件費			687,803	25.4%
広告宣伝費			30,235	1.1%
教育・図書研究費			14,528	0.5%
福利厚生費			20,570	0.8%
接待交際費・会議費			52,536	1.9%
地代家賃			419,583	15.5%
利益	個人事業主		735,531	27.2%
	医療法人		45,013	1.7%
ユニット売上	月間		902,149	
ユニット／1人売上	医師除く		351,316	
自由金額	自由比率		370,035	13.7%
人員	歯科医師	非常勤	0.1	
	歯科衛生士	非常勤	0.5	
	歯科助手	常勤	1.6	
		非常勤	1.1	
	合計		2.6	
診療時間	1週間		42.8	

B　ユニット………… 3台　歯科医師［常勤］…… 1名　歯科衛生士［常勤］…… 1名

医院数			55	
売上			3,618,975	
薬品材料費			271,678	7.5%
技巧料			347,114	9.6%
売上原価			618,792	17.1%
人件費			636,976	17.6%
広告宣伝費			32,448	0.9%
教育・図書研究費			15,378	0.4%
福利厚生費			25,748	0.7%
接待交際費・会議費			51,230	1.4%
地代家賃			303,374	8.4%
利益	個人事業主		1,028,985	28.4%
	医療法人		8,632	0.2%
ユニット売上	月間		1,206,325	
ユニット／1人売上	医師除く		367,006	
自由金額	自由比率		537,342	14.8%
人員	歯科医師	非常勤	0.3	
	歯科衛生士	非常勤	0.5	
	歯科助手	常勤	1.3	
		非常勤	1.0	
	合計		3.3	
診療時間	1週間		43.4	

C　ユニット………… 3台　歯科医師［常勤］…… 1名　歯科衛生士［常勤］…… 2名以上

医院数			41	
売上			3,710,273	
薬品材料費			312,846	8.4%
技巧料			373,816	10.1%
売上原価			686,662	18.5%
人件費			687,073	18.5%
広告宣伝費			28,461	0.8%
教育・図書研究費			21,455	0.6%
福利厚生費			40,033	1.1%
接待交際費・会議費			64,605	1.7%
地代家賃			280,452	7.6%
利益	個人事業主		1,023,185	27.6%
	医療法人		87,584	2.4%
ユニット売上	月間		1,236,758	
ユニット／1人売上	医師除く		359,309	
自由金額	自由比率		392,665	10.6%
人員	歯科医師	非常勤	0.3	
	歯科衛生士	非常勤	0.3	
	歯科助手	常勤	0.8	
		非常勤	0.2	
	合計		3.5	
診療時間	1週間		43.5	

D　ユニット………… 4台　歯科医師［常勤］…… 1名　歯科衛生士［常勤］…… 0名

医院数			11	
売上			3,876,889	
薬品材料費			385,486	9.9%
技巧料			405,776	10.5%
売上原価			791,262	20.4%
人件費			721,310	18.6%
広告宣伝費			35,356	0.9%
教育・図書研究費			33,099	0.9%
福利厚生費			31,003	0.8%
接待交際費・会議費			76,621	2.0%
地代家賃			268,774	6.9%
利益	個人事業主		984,197	25.4%
	医療法人		158,235	4.1%
ユニット売上	月間		1,292,296	
ユニット／1人売上	医師除く		441,589	
自由金額	自由比率		358,500	21.6%
人員	歯科医師	非常勤	0.2	
	歯科衛生士	非常勤	1.1	
	歯科助手	常勤	1.7	
		非常勤	0.9	
	合計		2.9	
診療時間	1週間		43.6	

E
- ユニット……………4台
- 歯科医師［常勤］……1名
- 歯科衛生士［常勤］……1名

医院数			17	
売上			4,409,290	
薬品材料費			371,120	8.4%
技巧料			351,365	8.0%
売上原価			722,485	16.4%
人件費			797,458	18.1%
広告宣伝費			83,616	1.9%
教育・図書研究費			28,653	0.6%
福利厚生費			66,053	1.5%
接待交際費・会議費			74,530	1.7%
地代家賃			288,944	6.6%
利益	個人事業主		989,802	22.4%
	医療法人		284,753	6.5%
ユニット売上		月間	1,469,763	
ユニット／1人売上		医師除く	388,501	
自由金額		自由比率	954,338	21.6%
人員	歯科医師	非常勤	0.6	
	歯科衛生士	非常勤	1.7	
	歯科助手	常勤	1.4	
		非常勤	0.4	
	合計		3.8	
診療時間		1週間	42.6	

F
- ユニット……………4台
- 歯科医師［常勤］……1名
- 歯科衛生士［常勤］……2名以上

医院数			37	
売上			5,160,149	
薬品材料費			518,073	10.0%
技巧料			504,507	9.8%
売上単価			1,022,580	19.8%
人件費			1,145,905	22.2%
広告宣伝費			64,501	1.2%
教育・図書研究費			39,395	0.8%
福利厚生費			45,837	0.9%
接待交際費・会議費			66,183	1.3%
地代家賃			355,574	6.9%
利益	個人事業主		1,661,469	32.2%
	医療法人		238,756	4.6%
ユニット売上		月間	1,720,050	
ユニット／1人売上		医師除く	314,968	
自由金額		自由比率	726,368	14.1%
人員	歯科医師	非常勤	0.9	
	歯科衛生士	非常勤	0.7	
	歯科助手	常勤	1.7	
		非常勤	0.8	
	合計		5.4	
診療時間		1週間	43.3	

表❾　歯科医師数の経営的効果

G
- ユニット……………4台
- 歯科医師［常勤］……1名

医院数			66	
売上			4,855,569	
薬品材料費			459,956	9.5%
技巧料			469,948	9.7%
売上原価			929,904	19.2%
人件費			995,945	20.5%
広告宣伝費			63,808	1.3%
教育・図書研究費			36,400	0.7%
福利厚生費			51,038	1.1%
接待交際費・会議費			69,356	1.4%
地代家賃			329,559	6.8%
利益	個人事業主		1,309,112	27.0%
	医療法人		264,422	5.4%
ユニット売上		月間	1,618,523	
ユニット／1人売上		医師除く	352,282	
自由金額		自由比率	843,953	17.4%
人員	歯科医師	非常勤	0.7	
	歯科衛生士	常勤	1.8	
		非常勤	1.0	
	歯科助手	常勤	1.6	
		非常勤	0.7	
	合計		4.6	
診療時間		1週間	43.0	

H
- ユニット……………4台
- 歯科医師［常勤］……2名

医院数			22	
売上			5,459,345	
薬品材料費			469,356	8.6%
技巧料			446,211	8.2%
売上原価			915,567	16.8%
人件費			1,134,350	20.8%
広告宣伝費			145,244	2.7%
教育・図書研究費			80,163	1.5%
福利厚生費			46,158	0.8%
接待交際費・会議費			86,939	1.6%
地代家賃			321,119	5.9%
利益	個人事業主		937,990	17.2%
	医療法人		82,873	1.5%
ユニット売上		月間	1,819,782	
ユニット／1人売上		医師除く	410,426	
自由金額		自由比率	1,783,031	32.7%
人員	歯科医師	非常勤	0.7	
	歯科衛生士	常勤	1.5	
		非常勤	0.7	
	歯科助手	常勤	2.0	
		非常勤	0.4	
	合計		4.4	
診療時間		1週間	40.3	

自由診療で患者さんの期待とニーズに応える①

カウンセリングを重視し、患者満足度の高い治療を行う

長野県 上伊那郡宮田村・医療法人 Smile & Wellness **あるが歯科クリニック**

歯科クリニックの経営は、開業を目指す若い歯科医師が思っているほど楽ではありません。資金があれば成功するというものでもありません。
一昔前のように、歯科医師主導・患者さん置き去りの歯科治療をしていたのでは、患者さんからは支持されません。「経営者に必要なのは何なのか」、「歯科医院に必要なエッセンスは何なのか」を考えつつ、私のこれまでを振り返ります。

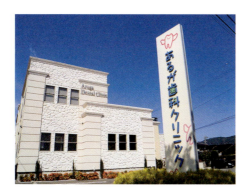
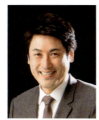

有賀正治
Seiji ARUGA

医院の総面積 300㎡
ユニット数 13台　**駐車場** 50台
スタッフ数と内訳
歯科医師13名（常勤4名、非常勤9名）、歯科衛生士11名（常勤9名、非常勤2名）、
歯科助手4名、受付3名、歯科技工士2名、
保育士1名、滅菌専門スタッフ6名
計40名

1日の平均患者数 150名
診療時間　月・水・金／9：00～13：00、15：00～19：00
　　　　　　火曜日／9：00～12：30、15：30～19：00
　　　　　　土曜日／9：00～14：00（月に1度、午後矯正日あり）
　　　　　　休診／木・日・祝
ホームページ http://www.aruga-dental.com
facebook 医療法人 Smile&Wellness あるが歯科クリニック

私は神奈川歯科大学を卒業後、神奈川県の歯科医院で4年半勤務医をした後に、実家のある長野県に平成9年に帰ってきました。29歳のときです。当時は田舎に帰ることに抵抗があり、もう少し自由に時間を過ごしたいと思った記憶があります。そのころは、まだまだいまのように歯科医院を開業するのに厳しい時代ではありませんでした。

　当院のある長野県上伊那郡宮田村は、長野県の南部、伊那谷のほぼ中央に位置し、西には中央アルプス、東には南アルプスと、山々に囲まれており、北は人口7万人の伊那市、南は人口3万人の駒ヶ根市に挟まれた、人口9,000人ほどの小さな村です（**図1**）。桜で有名な高遠町がほど近く、4月上旬ごろには多くの観光客が訪れます。

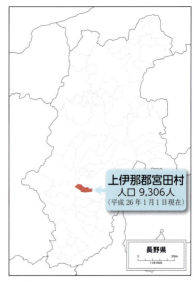

図❶　長野県上伊那群宮田村

　開業時、宮田村には歯科医院が当院以外に3軒あり、1軒あたりの患者数としてはよい環境でした。その環境もあってか、開業当初から1日30名ほどの患者さんが来院し、ユニット3台で日々忙しい診療をしていたのを覚えています。

　開業以来7年間は徐々に患者さんの人数も増え、ユニットも5台にまで増設し、何も考えることなくただがむしゃらに頑張っていました。しかし、その成長は7年目にして見事に行き詰まってしまいました。そのころから、新患もどんどん増えることもなくなり、レセプト枚数も横ばいという状態。人口から考えても、何も考えずに診療していればこれが当然の成り行きであったのだと思います。

　いま思えば、当時は研修会に出かけても、単発のものばかりで、新しい技術を取り入れようにも、知識や技術が未熟なものでした。

▍訪れた転機と新たな取り組み

　開業して9年目、38歳のときに転機が訪れました。私は子どものころから健康優良児、病気ひとつすることなく、健康には自信がありました。しかし、健康診断で「すべて要精検」という結果をもらってしまったのです。そこから病名がわかるまで、1年以上の月日を要しました。いつ死んでしまうのだろう。いつまで生きられるのだろう。そんな日々が続き、診療を充実させていくことすら忘れていました。そのため、研修会にも出かけず、知識・技術の研鑽もせずに日々を過ごしていました。

　そんな状態のある日、1つのテレビ番組を見ました。あるIT会社の社長が、がんで余命3ヵ月というときに、自分の体調を顧みず、世の中をよくしていきたい一心で毎日仕事に没頭している姿でした。そのとき、自分の心に変化が起きました。

　（俺はいままで何をしていたんだろう？　このまま世の中に何も残さないまま人生

を終わりにするのか？）

　すべてが吹っ切れた瞬間でした。

　そのころ、地域一番実践会の存在を知りました。院長がワンマンであってはいけない。医院をよくするのは院長自身が変わることから始めないといけない。そして、よりよい医療を提供するためには、知識・技術の研鑽に努め、医療機器を整える必要がある。その実現のためには絶対的な診療報酬が必要であり、それを患者さんに還元する……ということを念頭に置き、医院の構造改革に取り組みました。

　開業当初から、とにかく診療の引き出しを広げるために、一般治療のほか、小児、矯正治療を学び、臨床に取り入れてきました。大学教育では、小児歯科と矯正歯科はたいてい別に考えられています。この咬合誘導の時期と矯正のⅡ期治療をいかにコラボレーションするかが、一般開業医にとって、子どもたちの成長発育を管理していくうえで非常に重要だと考えました。

　開業当初は、自費治療といってもメタルボンドの治療がある程度で、自費率は10％以下でした。しかし、咬合誘導と矯正治療を取り入れることにより、20数％にまで上がりました。

　また、インプラント治療を本格的に取り入れることにしました。これは単なる診療報酬を増やすためだけではなく、それまで、すれ違い咬合や上下顎無歯顎の患者に対して、治療は義歯による補綴のみで、咬合崩壊を食い止めることがまったくできていないのが悩みの種だったからです。インプラント治療に取り組むことにより、完全に咬合崩壊を食い止めることができるようになりました。インプラント治療は、機器を整えるだけでも非常にお金がかかりますが、それよりも患者さんがすごく幸せになれることが歯科医師としての喜びとなり、歯科医師としての仕事観を確立するものとなりました。インプラント治療を行うことによって、他の歯を治療するときも、どうせしっかりと直すのであればよりよいものにしたいという患者さんが増えたような気がします。こういったシステムを整えることにより、現在、自費率は50％弱にまでなりました。これは、ただ単純に治療の引き出しを増やしただけの結果ではなく、カウンセリングの徹底を図ったことも要因と考えます。

　カウンセリングと診療の充実を図るため、開業から11年目にユニットを7台にし、その後、歯科用コーンビームCT（ファインキューブ）を導入しました。また、2年前には、より高度なレベルでより充実した診療を行うため、オペ室、特診室を含め、6台のユニットを増設して13台とし、さらにカウンセリングルームを新設、スタッフのみならず、対外的なセミナーを行うことができる、50名収容できるセミナールームを完備し、現在に至っています（**図2**）。

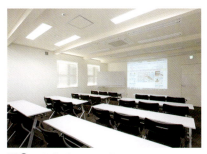

図❷　セミナールーム

カウンセリングを重視した治療へシフト

　近年、医科においては、インフォームド・コンセントが重要視され、患者さん自身が治療にしっかりと参加できるようになりました。しかし、歯科においては、患者さんへの説明が不十分であるということがクローズアップされています。

　そこで当院では、初診の患者さんに対し、X線写真、口腔内写真、口腔内診査をもとに、必ず1時間程度のカウンセリングを導入するようにしました。ただ、ここに歯科医師が入ってしまうと診療が止まってしまうため、患者さん一人ひとりに担当の歯科衛生士をつけ、患者さんがしっかりと納得するまでカウンセリングを繰り返し行うというシステムに切り替えました（図3、4）。こうすることにより、患者さんの理解度が増し、十分に納得したうえで治療に取り組むことができるようになりました。このシステムが、自費率の向上に繋がっているのだと思います。

　歯周治療に関しては、開業以来、担当歯科衛生士制にしていたので、現状説明を含め、濃密なカウンセリングは担当歯科衛生士に完全移行することにしました。トータル的な治療の流れを、担当歯科衛生士が責任をもって把握するシステムに切り替えることで、いままでの行き当たりばったりの歯科医師主導の治療から、より綿密な計画的全顎治療に切り替わり、患者さんもわれわれも、ゴールの設定がしっかりとできるようになりました。患者さんのお話を十分に聞くことで、不安を和らげ、さらに信頼関係も構築できるようになりました。また、トータル治療を行うようになってからは、われわれもより多くの幸せを感じるようになりました。足りないことをそのつど足していく勉強をしています。最近では、咬合の考え方を、「DAWSON ACADEMY」の波多野尚樹先生の元で勉強させていただき、さらにパワーアップしたトータル治療が行えるようになってきました。

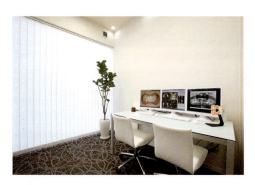

図❸　カウンセリングルームと、カウンセリングコーナーでは、モニター3台を用いてカウンセリングができるようになっている。患者さんの視覚に訴えると同時に、一度に2台、3台を同時に使いながら、患者さんと話をする

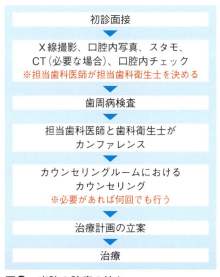

図❹　当院の診療の流れ

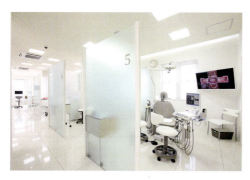

図❺ 各ユニットで口腔内写真とX線が同時に見ることができるように、診療チェアー、歯科衛生士チェアーにモニターを2台設置

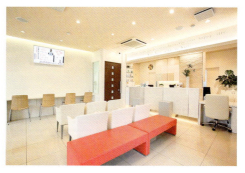

図❻ オールバリアフリー。土足のまま診療室に入っていただく。貼り紙等は掲示していない

　われわれの治療が咬合崩壊を導いてしまうようでは元も子もありません。1歯だけをみるのではなく、全体をみる、診れる、気づく、考えられる歯科医師の技量が重要です。ときには治療終了時に、患者さんとともに涙することがあります。いや、涙することができる歯科治療を患者さんに提供できるようにならなければならないと思っています。

　治療終了時に、初診時と比べ口腔内のみならず、顔貌も大きく変化する方が少なからずいらっしゃいます。顔貌、口腔内写真は、治療のなかでは必須です。術前術後を比較し、患者さんにアフターカウンセリングをすることで、患者さんのメインテナンスへのモチベーションアップにも繋がります。

　治療終了後、メインテナンスに移行される方が大半です。毎回のメインテナンスの評価と目標設定をしっかりと行うことにより、次回のメインテナンスに繋がるように心がけています。また、メインテナンスに移行されない検診の方で、半年後の方はその場でアポイントをとり、1年後の方には担当歯科衛生士から一言添えたお葉書を出させていただいています。さらに前日までに、来院の確認を電話にて行うようにしています。

　キャンセルをなくすための取り組みの原点も、信頼関係だと考えます。キャンセルを少なくすることは、安定した収益を上げるための必須条件です。当医院では、予約のオートコール、オートメールを導入。歯科衛生士業務のアポイントは、担当歯科衛生士が責任をもって行うことにより、キャンセル率は6％ほどとなっています。

今後の課題と展望

　よりよい医療を提供するためには、常にあらゆるところにアンテナを張り、新しい情報を得ることが重要です。また、その時々の波にいかに乗るのかも大事なことです。情報を得るために、研修会、学会などへ参加するのですが、そのためには、当然費用が発生します。その費用となるお金は動かすもの、動いて活きるものであると考えています。スタッフの給料、新しい医療機器の購入、システムを導入するためにも、お

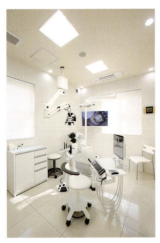

図❼ 全てのユニットにマイクロスコープを完備

金は当然必要になってきます。そのためにどうするかを考えて動くこと。投資なくして前には決して進めません。自分がどうなりたいのか、クリニックをどうしていきたいのかをしっかり考え、ぶれない強い意思をもち、前に進むことが大切だと考えます。

トップに立つものが率先して学ぶ。そして、そのトップを支える歯科医師やスタッフは、知識と技術が必ず必要になってくる。院長の姿を見ることにより、医院の方向性が統一されてくるのではないでしょうか。医院経営は、大きくするだけがよいわけではありません。しかし、支持されれば必然的に規模が拡大していきます。そのときに即行動できるリーダーになっていなければ、また波に乗り遅れてしまいます。

また、これからの歯科治療には、歯科医師のみならず、歯科衛生士もマイクロスコープをすべての処置に使用するべきであると考えます。来年早々までには全ユニットにマイクロスコープの導入を計画しています。当院では、マイクロスコープの使用には、保険治療、自費治療の区別はしていません（**図7**）。

◆　　　◆　　　◆

自分を振り返り書いてみましたが、ただ単純に患者さんによりよい医療を提供していきたいと願い、がむしゃらに走ってきた結果がいまここにあります。今後もさらに成長し続けていくつもりです。

よき師と出会い、そして真似る、学ぶ……。結果として、そこから新しいものが見えてくる。自分に何が足りないかがわかってくる。実践する。共有する。導入する。お金を動かし活かす。すべては、夢ではなく、いまやらなければならないことです。いまやらなければ、将来はありえません。感じたならば、いま、行動に移そう！　明日から目に見えて変わっていくことでしょう。

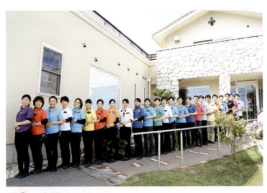

図❽ 当院のスタッフ

患者さんのため、支えてくれているスタッフのため、スタッフの家族のため、自分の家族のため、地域貢献のため、社会のため、歯科界のため……。その結果が自分への喜びとなって返ってきます。その喜びが継続の力の源になるかぎり……。多くの笑顔が自分の財産。それがいま私たちが走り続けている答えではないでしょうか。

自由診療で患者さんの期待とニーズに応える②

ズバリ！自費率向上の源泉は、院長のブレない軸にあり

―― 院長が真剣に仕事に向き合う姿に、人もお金もついてくる！

埼玉県 八潮市・医療法人社団 大志会　今井歯科／今井歯科分院

昨今の歯科医院経営の困難さから、自費率を向上させたいと願う院長は多いと思います。
自費率向上こそが歯科医院経営の福音かのようにも言われています。
確かに、比較的容易に自費率を向上させるテクニックや仕組みは世の中に存在しますが、真似してみたが継続しない……という歯科医院様も多いのではないでしょうか？
持続できるか否か……。その答えは、常に院長自身が真剣に医療に取り組む姿勢をスタッフに示しているかどうかでしょう。
医院の総合力……。その指標が自費率と考えます。

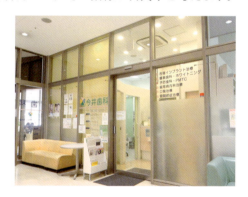

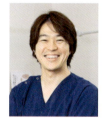

今井恭一郎
Kyoichiro IMAI

医院の総面積 82.64㎡
ユニット数 本院7台、分院7台、きずな歯科5台
スタッフ数と内訳
歯科医師10名、歯科衛生士9名、歯科アシスタント兼受付15名、
歯科技工士1名、事務1名　※非常勤含む
計36名

1日の平均患者数 約60名
診療時間　平日／9：30～13：30、15：00～19：00
　　　　　　土日／9：30～13：30、15：00～18：00
　　　　　　※日曜日診療は、今井歯科本院のみ

ホームページ http://www.identalofficeimai.com
facebook 今井歯科・今井歯科分院・インプラントサロン八潮

起業から10年で8割が倒産すると言われている時代において、開業9年目の私が自由診療について語るのはいささか早い気がしますが、少しでも読者の方の明日へのヒントになればとの思いから筆を取らせていただきました。

目標設定の大切さ（医院理念とロゴマーク）の巻

　2006年4月1日に、医院理念（**表1**）とロゴマーク（**図1**）を掲げ、埼玉県八潮市に「I DENTAL OFFICE 今井歯科（本院）」を開院。2008年医療法人社団　大志会を設立。2010年に本院から徒歩30秒に「今井歯科分院」を開院。2014年に同市内に暖簾分けクリニックとして、「きずな歯科クリニック」を開院。

　本院、分院は、つくばエクスプレスの八潮駅徒歩30秒の立地にあり、本院においては、商業施設内の医療モール（内科・小児科・ペインクリニック・整形外科・眼科・調剤薬局）内にあります。きずな歯科クリニックは、本院・分院から車で10分ほどの八潮市街地の中型スーパー1階にあります。患者層は、お子様からご高齢の方まで幅広いですが、本院はファミリー層を対象に、分院はインプラント治療を中心とした自由診療患者様を対象に、きずな歯科クリニックは訪問診療を中心とした患者様や高齢者を対象にしています。

　医院理念やロゴマークは、患者様に対する思いだけでなく、スタッフや業者様、地域社会への思いを巻き込んだ深い意味をもたせることが大切でしょう。これが、起業の出発点です。

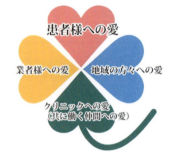

表❶　4つの医院理念

医院理念
① 思いやりの歯科医療
② 安心の歯科医療
③ 丁寧な歯科医療
④ 信頼される歯科医療

100年先、200年先まで地域の方々に愛され続ける医療施設を作ること！

図❶　ロゴマーク（4つのハート）の意味

歯科医院の仕組み作りの巻

　開業時から、クリニック内の仕組みの重要性を認識していました。

　当院は、開業3年目でISO9001（品質マネジメントシステム）をグループ[※1]認証取得しました。ISO（国際標準化機構）は、時代遅れと感じている方も多いと思います。この仕組みの有効活用こそが、継続するクリニック作りに役立つと思います。

　「何をもって日々の業務が滞りなく遂行されているか」という業務基準をマニュア

※1　NDG（ネクスト・デンタル・グループ）：2014年の春から、大阪府東大阪市ご開業の領木誠一先生より、NDG代表のポストを引き継がせていただきました。現在、全国の大規模歯科医院を中心に10軒の会員を誇ります。現在の主な活動内容は、年4回の院長会議、自費率集計、合同アンケート調査、会員クリニック見学、など。

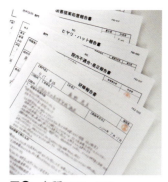
図❷　各種マニュアル

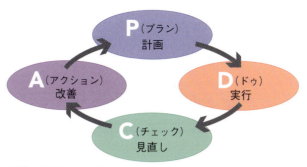
図❸　PDCAサイクル

ル化（**図2**）し、そのジャッジはグループ会員内の内部審査、第三者機関である審査会社に委ねるべきと感じています。『○○なりにできています！』という意識を、個人単位、クリニック単位、さらにはグループ会員単位でなくしていく鍵がISO9001ではないでしょうか。ISO9001の柱は、PDCAサイクル（**図3**）と各種帳票にあります。

　経営の質を向上させるには、成功、失敗の経験をもとにPDCAサイクルをまわし、業務のやり方をレベルアップしていくことにあります。しかし、これを個々の医院で行うのは容易ではありません。一つの医院で得られた最良の方法をみんなで共有し、他の医院でも実践し、さらに改善を加え、また共有するという考え方は、規模の小さい歯科医院が厳しい競争に生き残って行くうえで非常に有効な考え方だと思います。

採用・教育のコツの巻

　採用は、ご縁。人罪か人材か人財か……、それは運でしょう。当院が望む方を採用するテクニックはありますが、結局のところ、働いてみないとわかりません。

　当院のスタッフ教育は、優秀な歯科医師に恵まれているからというのもありますが、放任主義です。ただし、放置ではありません。「最後の責任は、私が取る！」と決めています。チャレンジしたことが素晴らしい！　たとえ失敗しても、ナイス・トライ！「百聞は一見に如かず。百見は一行に如かず」。人が伸びるためには、まずはトライできる環境を整えるべきでしょう。

　歯科医師以外の教育に私が口を挟むことはほぼありません。ISO9001に従い、各部門長（歯科医師、歯科衛生士、歯科技工士、歯科助手、受付、事務）にすべて一任しています。また、スタッフ間での情報共有やコミュニケーション改善のために、月1回のミーティングは欠かせません。人間関係の調和を図るGコンセプト[※2]や、外部講師による講演などを行っています。いまの若い世代は、考える習慣の不足が目立ちます。なぜこの業務を行わなければいけないのか、その理由を伝える必要があります。協調性がなく、仲間を大切に思えない方は自然と退職されます。

※2　Gコンセプト：デザイナーの我空徳生氏により開発された、オリジナルのトランプゲーム（黙示伝授）です。勝ち負けがなく、参加者と調和する力を磨くゲームです。自分を高め、周囲に配慮する力が求められます。

自費率アップの巻

院長自身の技術力の向上、勉強力が自費率アップの源泉であると考えています。自信をもち、患者様に治療説明が行える。スタッフが院長の技術に安心できる環境こそが出発点でしょう。そのためには、治療技術、経営技術など、すべての分野にわたり、幅広く学ぶ覚悟が必要です。あとは、巷で言

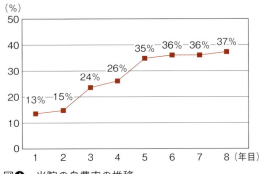

図❹　当院の自費率の推移

われているような自費率アップのスパイスを加えれば、自然と上がっていきます。現在の当法人の自費率は35％前後（**図4**）です。目標は45％。バランスを重視しているため、これ以上の数値は求めません。

自由診療のメインは、インプラント治療（70％）、小児歯列矯正治療（20％）、セラミック治療など（10％）です。やることさえやれば、問題なくクリアできる数字が自費率30％であると思います。

ここからは、当院自慢の勤務医、笠原祐介先生と谷口 望先生から、『**スタッフ目線の自費率アップへの取り組み**』を挙げていただきます。

①医院の特徴を売りに、情報発信もしっかりと！

自費率を上げるといっても、すべての方が自由診療を選択するわけではありません。まず分母、つまり患者数を増やすことを心がけています。ホームページの充実化や看板などでの宣伝、内覧会や個別説明会などを実施しています。当院は、保険診療をベースに、自由診療も充実させています。専門医の情報や、当院の特徴であるデンタルリフレクソロジー[※3]、ホワイトニング、自由診療での補綴説明やイメージ画像、マイクロスコープ等の設備の説明、スタッフ教育の実施（院内勉強会の充実化、院外セミナーへの参加、ブタ実習など）の情報などをホームページに掲載し、多くの情報を提供できる環境にしています。

②院内の雰囲気づくり！

医院の雰囲気は、患者様の気分にも大きくかかわってきます。院内の配色や清潔感、BGMなどは、医院の印象を左右します。当院では、高級感のある雰囲気を印象

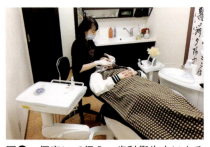

図❺　個室にて行う、歯科衛生士によるリラックスメインテナンス

※3　デンタルリフレクソロジー：従来の歯科医院での歯肉マッサージや口腔マッサージとはまったく異なる、歯科医師が考えた歯茎トリートメントです。刺激したポイントは美しく変化するように考えられています。当院には3名のデンタルリフレクソロジストがおり、講習会の会場として、全国から受講生が集まっております。（問い合わせ：美容歯学普及協会／ http://www.dental-refle.jp）

づける内装、清潔感のある水回り、落ち着きのあるBGMを心がけています。院内には、患者様が手に取れるお口に関する資料や雑誌等を置いています。

③情報提供の徹底！

e-haテレビ（図6）を導入し、待合室で流しています。治療方法や口腔のさまざまな情報を流し、待ち時間に患者様にお口の中に興味をもってもらうことが目的です。

④コンサル方法の工夫！

TCによる補綴説明、歯科医師による治療方針の説明等を行っています。コンサル専用の個室を設けており、詳しい説明はそこで模型や口腔内写真、表や動画を活用し、行います。インプラントの解析や難症例の場合は、CT解析を行い、歯科医師がコンサルすることもありますが、基本的にTCに任せています。TCに任せると、歯科医師には相談しにくい希望などを聞き出せることがあります。

チェアーサイドにもモニターを配置しており、その場で行うことも可能ですが、自由診療のご提案の場合は、極力、コンサルルームにて説明するようにしています。診療用チェアーというのは一般的に患者様にとっては治療をされる受け身の場所であり、ときには痛みや不快感を伴うことのある場所でもあります。そういったイメージがあるため、患者様は心理的にも守りに入ってしまい、説明をしても心に届きにくいからです。

⑤患者様のモチベーションの上昇！

初診時に、必要な通院回数をある程度お伝えするように心がけています。診療とは別に、コンサルだけで予約を取ることもあります。治療のゴールを示す（通院回数、治療順序、金額など）ことで、「ここまで頑張ろう」というモチベーションを上げる効果があります。説明時には、口腔内写真やX線写真など、できるだけ視覚に訴えるものを活用しています（図8、9）。ビジュアル化することは、治療後のイメージを作ってもらうことの手助けとなり、モチベーションも上がりますし、イメージと違った、というようなトラブルの回避にも繋がります。当院では、自由診療のメインテナンスも行っています。こういった患者様は、口腔内への関心も高く、お金がかかってもよいものにしたい、という方が多いです。

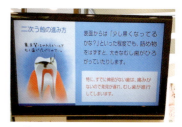

図❻　e-haテレビ

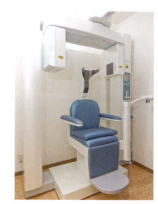

図❼　歯科用3DX-CT完備

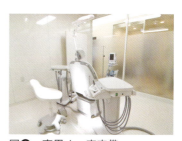

図❽　専用オペ室完備

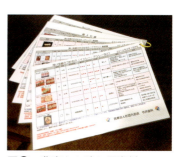

図❾　豊富なお渡し用資料

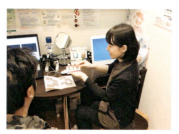

図❿　模型を使用し説明する

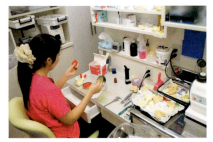

図⓫　院内歯科技工士による作業

メインテナンス中に、「保険の金属のところが気になるので白いものにしたい」というご希望を聞くことも多々あります。治療途中の経過を記録し、変化を明確化し認識してもらう。メインテナンスの重要性を認識してもらい、口腔内へ関心をもってもらう。口腔内環境が全身疾患とも関係していること（DM、IE、誤嚥性肺炎など）を説明し、モチベーションアップに繋げています。

⑥院内技工士の雇用と院外技工士との連携！

当院には、常勤の院内技工士が1名います。院内技工士を雇用することで、その場で自費で製作した義歯の修理や細かな指示が通り、よりよい診療が可能となっています。結果、患者満足度の向上に繋がります。口コミにより、同じような主訴の新患が増え、結果的に自費率が上がります。また、院外技工士とも密な関係を築いています。

歯科医院発展成長の変遷の巻（売上の壁の乗り越え方）

私自身の心の壁の突破と連動して、売上が伸びてきたように感じます。売上の壁は、医業収入1億円、3億円、5億円、それ以上にあるといわれています。1億円の壁は、開業立地の選定と目標設定方法（医院理念やロゴマーク）にあると思います。基本を大切にすれば、必ず達成できる数値と考えます。3億円の壁は、バランスよい勉強量とそこから反映された臨床力、ISO9001を用いた医療品質の向上、そしてスタッフ力が鍵になります。風通しのよい院内のために、クリニックの数字をオープンにすべきでしょう。5億円の壁を突破するためには、事務方の充実が大切です。雇用の安定化と仕事への遣り甲斐を生み出し続ける環境作りが必要でしょう。その先へ向かうには、当法人にしかない唯一無二のクリニック文化の創造が鍵となるでしょう。ダイヤモンドオーシャンの作り方、これからお楽しみに！

アウトソーシングの巻（外部の目線をもらう環境作り）

成長過程で、業務効率を高めるために、業務をアウトソーシングする機会も必要になるでしょう。会社の守りの部分を固めるために、顧問の社労士、税理士、弁護士は必須です。時には、コンサルタント、外部事務長なども必要になるでしょう。ただし、アウトソーシングに頼りすぎることは危険です。考え方と方法論を学ぶ場がアウトソーシング。最終判断は、必ず院長自身が行うように！　さまざまな情報に振り回されている院長が多いように感じます。成長とは、誰かに与えられるものではなく、自分で勝ち取っていくものです。

今後の展望の巻

ともに働くスタッフにスポットライトを当てることが、院長の仕事です。スタッフ

一人ひとりの目標と医院の目標が合致するような手助けをすることが大切です。そして当院の中に、さまざまなパーソナルブランドが出来上がることが理想です。院長は究極のサポーター業。医療者としての遣り甲斐をもたせていけるような人事評価制度やカリキュラム、外部との積極的な交流の機会をさらに作りたいと思います。また、これからは2025年問題を見据えた歯科医院作りが必要になるでしょう。団塊の世代が75歳以上の後期高齢者になる年です。超高齢社会に適応した医療が求められます。そのための準備は、いまから行うべきです。地域社会に対し、同業の先生方や医科の先生方と密に連携すべきでしょう。歯科医院は、公共施設としての任務を担っています。業者様とも協力し、歯科業界のためにどのような貢献ができるか模索していきたいと思います。

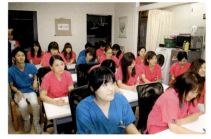

図⓬　院内勉強会

若手への4つのメッセージの巻

歯科医療業界の波にうまく乗り、早く自分の色を作るためにも、20～30代の歯科医師には、以下の4つのことを意識していただきたいと思います。

①愛読書を作ろう！

1冊の本を30回は読めば、なりたい自分が見つかると思います。根気、忍耐力も付きます。100回以上読めば、揺るぎない軸ができます。私の愛読書は『仕事の報酬とは何か　人間成長を求めて』（田坂広志 著：PHP文庫）、『道をひらく』（松下幸之助 著：PHP文庫）、『加速成功』（道幸武久 著：サンマーク出版）です。

②メンターをもとう！

加速的に自分を引き上げてくれるのは、目標とするメンターの存在です。

当院では、パーソナルブランドを早く作れるように、さまざまな外部セミナーや内部セミナーへの参加を奨励しています。新しい出会いは、勤務する方々の個性を伸ばしてくれるよい機会になります。

③マスターマインド（仲間）とともに壁を乗り越えよう！

"志"を共有できるのが本当の仲間。仲間とともに"志"を語り、お互い助け合い、困難な問題も解決していけるでしょう。そんな風土をクリニック内にも作りたいですね。

④一流に触れよう！

医療業界だけでなくさまざまな職種の一流に触れましょう。一流のメンタリティーをもつチャンス。考える習慣が身に付きます。

未来に向かっての巻！

医療業界だけでなく、さまざまな職種の一流に触れましょう。ただし、それを持続させるのは難しいです。スタッフは、院長の下心など見抜いています。「思いどおり

に他人を動かそう！」などという甘い考えは捨てましょう。私たちも勤務医時代、そのくらいの思考は働いたと思います。相手をコントロールしようとしても、院内の空気が淀み、士気が落ちるだけです。スタッフ……とくに女性は、院長の姿を敏感に感じ取っています。どこへ行き、どこで遊んで、どこでお金を使っているか……。見聞を広げるために、遊びも大切ですし、贅沢な生活を経験することも必要でしょう。しかし、それ以上に、常に学んでいる姿をともに働くスタッフに示し続けることが大切だと思います。真剣に医療に取り組むその姿に人は共感するのではないでしょうか。

　忙しい院長にありがちな「言葉足らず」、一番大切な、スタッフへの「表現不足」。私の欠点でもあります。何も言わず「背中を見て学べ！」の時代は終わりました。伝えたいことは、ときには直接、そしてしっかりと文字に残し、院内で共有しましょう。ぶれない院長の考えがいつでも理解できます。

　"夢"は、"私欲"。"志"こそ、"大欲"。"小欲"とは、お金、物、地位、名誉……。"大欲"とは、スタッフのために、患者様のために、地域の人のために、業者様のために……。当院のロゴマーク（図1）に通じます。歯科医師として、開業したらゴールではありません。モチベーションを持続するには、ブレない軸……"大欲"が必要です。

　院長や幹部は、スタッフのことを第一に考え、スタッフのためにも学び続けなければなりません。クリニックが一時的に順調でも、いつまでも順風満帆で成長していけるものではありません。周期的に危機がやってきて、それを克服できれば、よりたくましくなりますが、その波に飲まれると成長が止まってしまい、最悪の場合は閉院してしまうこともあります。院長が、私利私欲に走った瞬間に、スタッフは逃げて行きます。クリニック経営が苦しければ、院長が最後にお金をいただけばよいのです。"大欲"ある院長なら、困難も必ず乗り越えられます。そんな院長の姿を身近なスタッフは必ず見ており、理解し手を差し伸べてくれるはずです。

　医療技術、クリニックの数字、院長の学ぶ姿……。すべて「見える化」する必要性があるでしょう。ここで躊躇している院長は、先に進めません。信念に従い、愚直なまでに真っ直ぐに進み続けることが院長の仕事です。仲間のために一所懸命に頑張った人が必ず成功します。付け加えると、成功とは、歯科医院の規模を大きくすることでも分院展開することでもありません。ましてや医業収入を増やすことでもありません。あなたがなりたい自分になることです！　その結果が、自費率という数字に表れてくるのではないでしょうか。

◆　　　　　◆　　　　　◆

　最後に、いままで多くの方との出会いが、私を引き上げてくれました。"出会い"は一生の宝です！　これからは私が恩返ししなければいけません。このような執筆の機会を与えてくださった、康本塾塾長の康本先生、そして塾生である先生方、当院のスタッフの方々、志高き歯科技工士の堀口様、お世話になっている業者の方々、デンタルダイヤモンド社の近藤様に感謝の意を表します。

自由診療で患者さんの期待とニーズに応える③

必要とされ続ける
歯科医院であるために

三重県 鈴鹿市・医療法人大木会 **大木歯科医院**

開業当初より、患者様に対し、予防・定期検診を通じて、地道に歯の大切さを伝えてきました。患者様に十分な情報提供を行うことで、歯に対する価値観が高まり、結果として、インプラント・矯正・審美・補綴といった、口腔機能および審美性の回復には必要な歯科医療技術である「自由診療」が受け入れられる土壌が出来上がりました。

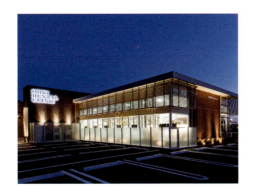
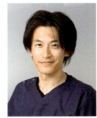

笠井啓次
Keiji KASAI

医院の総面積 226㎡
ユニット数 17台
スタッフ数と内訳
歯科医師10名、歯科衛生士13名、歯科助手11名、
受付6名、保育士2名、事務3名、歯科技工士2名、
計47名

1日の平均患者数 200名
診療時間 平　日／9：00〜19：30
　　　　　土曜日／9：00〜18：30
　　　　　休診／日曜

ホームページ http://www.ohki-dental.com
facebook 医療法人大木会　大木歯科医院

石切職人の心境から

『昔、3人の石切職人がおりました。1人目の石切職人に、何のために石を切っているのかを尋ねてみると、「生活をするために決まっているじゃないか！」と答えました。同じ質問を2人目の石切職人に問うてみたところ「優秀な石切職人になるために決まっているじゃないか！」と答えました。3人目の石切職人にも聞くと、「自分が切ったこの石で、村のみんなが安らぐことのできる教会を作るのさ！」との返事が返ってきました。』

いまから20年前、私が歯科医師を志すきっかけとなったのは、医療人に対するあこがれや、工作がとても好きであったことなど、いろいろ挙げられますが、実のところ、歯科医師になればお金持ちになれるという話を知人から聞いたからでした。

私が開業した2002年には、すでに歯科医師過剰の問題が世間ではささやかれていましたが、それ以降、歯科業界を取り巻く環境は年々と厳しさが増しているように思います。経済的豊かさを得るためだけでなく、歯科医師として多くの患者様に喜んでいただきたいという志をもって歯科医院を開設しましたが、いざ開業してみると、当然ではありますが、それは人生をかけた一大事業であり、家族をも巻き込んだ大きな賭けでした。自分自身の気持ちとしては、当然のごとく1人目の石切職人の心境でした。

大型歯科医院で勤務医として過ごし、1日70〜80名の患者様が来院される環境のなかで育ったために、歯科医師としての成功は、医院の拡大とイコールであるという認識が、無意識のうちに形成されていました。

勤務医時代の歯科医院は保険診療をベースとしており、自由診療といえば、ごく稀に「前歯はいい歯を入れといて！」と言われる患者様にメタルボンドを入れる程度で、審美歯科やインプラント、矯正治療といった専門的分野は積極的に日常診療のなかには組み込まれていませんでした。そのため、開業当初はいわゆる自由診療を積極的に行う診療スタイルをイメージできませんでした。また、「高額な治療をお勧めしたら患者様はどう思うんだろう？」、「信頼関係が崩れるんじゃないか？」という心配が先立ち、保険中心の歯科診療を行い、日々、より多くの患者様に来院していただくことに重きを置く診療スタイルをとっていました。

ただ、日々の診療のなかで、患者様に対する治療の説明において、当時インフォームド・コンセントからインフォームド・チョイスの時代へと変化していることを意識していたため、さまざまな治療オプションについて、できるかぎり複数の治療方法の選択肢から選んでいただくことを心がけていました。しかし実際、自由診療についてあまり経験がなかったということもあり、自信をもって患者様にお勧めすることができていなかったように思います。

その後、臨床経験を積むにつれて、義歯にまつわる悩みが日増しに増え、何かよい

解決策はないものかと痛切に感じるようになりました。ちょうどその頃、世間では、インプラントの波が押し寄せていて、当院でも少しずつインプラント治療を手掛けるようになりました。そして、インプラント治療に本格的に取り組みはじめた頃、母親の口腔内に部分入れ歯が入っているのを知り、その部位に対してインプラント治療を行ったところ、本

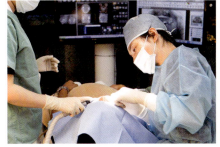

図❶　母への施術をきっかけに、患者様へインプラントを勧められるようになった

当に喜んでもらえました。その姿を見てからというもの、インプラント治療を患者様に自然にお勧めすることができるようになりました。また、当時はとくにインプラントをはじめとしたさまざまな歯科医療技術に深い関心をもち、セミナーを通じて優秀な歯科医師になろうと思い始めた時期でもあります。まさに2人目の石切職人の心境でした。

家族や自らの治療経験をきっかけに……

　幅広い分野の治療技術を学ぶなかで、長年置き去りにしてきた自分自身の歯のさまざまな問題を、いかにして解決しようか、本格的に考えるようになりました。私の歯は、先天性の欠損が4本あるため、歯の間に隙間がいっぱいあり、笑うと前歯が隙っ歯で、口元がなんとなく貧相な状態でした。ある日、矯正治療が終わって喜ぶ患者様の姿を見ているうちに、自分も矯正治療を受けて、空隙歯列を改善しようと決意しました。実際に矯正治療を始めてみたところ、痛み、違和感で思わず挫折してしまいそうになりましたが、スタッフや患者様からの反響は大きく、実際に矯正治療が終わったとき、やはり矯正治療をやってよかったと心の底から思いました。それ以来、患者様に対して矯正治療をお勧めすることにまったく迷いがなくなりました。

　インプラントや矯正治療といった自由診療が当院にて急激に増え始めたのは、このような自分自身の意識の変化が何よりも大きなきっかけでした。インプラントや矯正治療は、日本国民にはかなり認知されてきているというものの、まだまだ多くの患者様にとっては、非日常的なものであるかと思います。しかし、実際に患者様の口腔内をしっかり診査してみると、その需要はいっぱいあることに気づきました。

　ところが、多くの患者様は、自分自身にインプラントや矯正、審美歯科治療が有効であることは誰かに教えてもらわない限りわからないものなのです。カウンセリングなどを通じて患者様の悩みをいろいろ聞いてみると、自分自身の歯に関するコンプレックスについて、最初から治らないものとあきらめてしまっていることが多いことに気づきました。そこで、患者様の口腔内の診査を徹底し、主訴以外の問題点についてもしっかりカウンセリングを行うようになってからは、インプラントや矯正のみならず、さまざまな審美歯科治療を希望される患者様が次々に生まれました。

一人ひとりに寄り添ったカウンセリング

　世間では歯科医師過剰とささやかれているにもかかわらず、多くの患者様は「どこかによい歯医者はないのかな？」といつも、歯科医院の噂、情報に耳を傾けています。この原因の1つとして、インターネットを始め、さまざまな媒体を通じて情報が溢れ、何を信じてよいのかわからなくなっている状態だということが挙げられるのだと思います。現在受診中の患者様も、実はもっと多くの信頼できる情報を求めているのではないでしょうか？

　近年は、インフォームド・コンセントより、患者様の自己決定権がより強くなったShared decision-makingといったスタイルが求められています（図2）。患者様に対してより多くの情報をよりわかりやすく提供し、どうすれば患者様自身が満足できる状態が得られるのかを伝えることが重要であると考えています。

　開業当初は何となくうさんくさく、敬遠していた審美歯科治療も、実際は患者様の口腔内の健康に対する意識を高め、口腔機能の向上だけでなく、メンタル面にもかなりプラスとなり、多くの方が身だしなみにも気を使われるようになっていくという変化を何度も体験し、審美歯科の、心理面でのアンチエイジング効果の高さを知りました。当初、カウンセリングは私自身が行うことが多かったのですが、勤務医や歯科衛生士・歯科助手が行っても患者様のニーズを掘り返すことは可能でした。

　スタッフがカウンセリングを行う際に障壁となったのは、治療費の問題です。本来、患者様にとってコストだけが治療方法の選択肢の判断基準ではありませんが、若いスタッフにとっては数万円～数十万円の治療費の提示ともなると何となく気が引けてしまうところはあるようです。とくに若い医療人においては、患者様からお金をいただくことに罪悪感を感じてしまう方も少なくないように思います。

　実際に自分自身も勤務医時代、患者様に自由診療を説明する際、罪悪感を感じていたのは事実です。しかし、カウンセリングは物を売る営業活動ではなく、患者様が歯科医療サービスを選択する際に一緒に選ぶ、「歯科医療サービスを買うお手伝いをする」、「寄り添う」活動です。このスタンスをとることで、私自身、そしてスタッフのお金に対するハードルを下げることができるようになりました。

　それから、何よりも大事なのは、カウンセリングを行う側が、患者様よりもより長い時間軸で治療方法を考え、それを伝えることです。現在、保険診療の範囲で行うことができる欠損補綴は、ブリッジもしくは部分床義歯です。これらの治療は、患者様にとってベストの選択でしょうか？　近年のインプラントの予知性を考慮すると、長期的には、インプラントを選択していただいたほうが、咬合の崩壊や歯の喪失を食い止

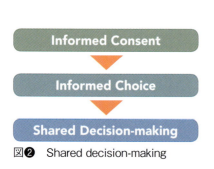

図❷　Shared decision-making

めることができる確率が高いと思います。短期的には、ブリッジや部分床義歯のほうが、コストや治療期間といった患者負担は少なくなりますが、長い目で見ると、決して患者負担は少なくないと思います。なぜなら、必要以上に残存歯に負担をかけずにすむからです。かといって、インプラント治療を押し売りするわけにはいきませんので、経済的理由、全身疾患、体調の問題、時間的な問題がある方にはブリッジや部分床義歯をお勧めしています。経済的理由にてブリッジを選択される方には、全身的問題がない場合、まず部分床義歯にして歯の切削を避け、貯蓄して、数年後にインプラントを受けられることをお勧めしています。「自分の歯ならどうする？」と自問自答したとき、絶対に健康な歯を削ってまでブリッジを入れないからです。

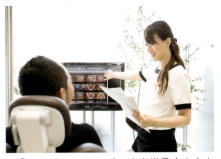

図❸ カウンセリングは患者満足度を向上するだけでなく、クレーム、トラブルの予防にも繋がる

矯正治療についても、決して見た目を美しくするだけの贅沢品ではありません。長期的視点に立つと、審美性よりも機能性の面から必須の治療と考えることができます。

利益優先の医療というのは誤りかと思いますが、長期的視点に立ったうえで、どうすれば患者様の歯の機能面、および審美面における改善がみられるのかといった正しい情報を患者様にお伝えし、それを提供することはわれわれプロフェッショナルとしての任務であるとも考えられます。

実際には、保険診療・自由診療という選択肢が始めからあるのではなく、患者様にとって必要な治療方法を選んだ結果、偶然保険診療のなかに導入されていた、というのが自然な流れだと思います。最新医療技術は日々開発されていますが、それらの多くはまだ保険導入されていないことが多いです。より患者様にとって有益な医療、より付加価値の高い医療技術を患者様に選択していただいた結果、それが保険導入されていなければ自由診療ということです。

コツコツと繰り返し伝えることの大切さ

当院では、開業時からすぐさま高付加価値な治療が受け入れられたわけではありませんでした。日々の診療のなかで、ブラッシング指導などを通じて、歯の健康の大切さをコツコツとお伝えしてきた結果、年々歯に対する価値観が高まってきたのです。

当院のマーケティングは、ホームページやチラシなどを通じて、患者様に訴えかける狩猟型のものではありません。患者様に、できる限りわかりやすく繰り返し地道に説明をし、患者様ご自身のお口の中の健康状態、むし歯や歯周病や嚙み合わせについての現状、これまで歯の健康が損なわれてきた原因、そして理想的な治療方法をしっかりお伝えするということを継続してきました。そうすることで、無理なく患者様に機能面および審美面に優れた治療方法を求めていただける歯科医院となりました。ま

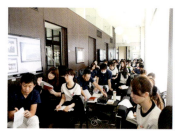 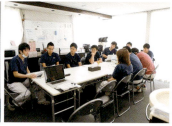

図❹ ミーティング、勉強会を通じて、医療品質の向上、維持管理を行っている

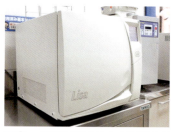 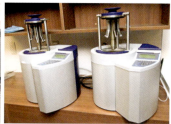

図❺ 歯科医院に対する信頼の基本は、患者様から直接見えない消毒室から生まれる

さに農耕型歯科医院です。

　高付加価値な治療を受けていただいた患者様は、満足度が高く、さらに歯に対する価値観の高い患者様を紹介してくださいます。ホームページなど、お金をかけたマーケティングは、即効性はあるかもしませんが、持続性がありません。

　現在、治療方法についてお伝えする際、治療の期間やコストといったネガティブな側面についてもできるかぎりオープンにするよう心がけています。患者サイドの負担について理解しやすくするため、わかりやすい治療メニューの作成などを行いました。ただ治療負担額を記載しただけの一覧表は、第三者が見ればただ単に高いという印象だけを与える可能性があるので、十分に気をつける必要があります。また、患者説明にあたる歯科医師、歯科衛生士、トリートメント・コーディネーターが、自信をもって患者様の前に立てるよう、院内の勉強会などを通じて深い歯科知識を学んでいます（図4）。さらに、歯科医師、歯科衛生士が院内で症例発表会を行い、受付スタッフをはじめ、さまざまなスタッフが自院のサービスを深く理解することで、より適切な患者対応ができるようになります。こうした勉強会などで、自院のサービスに対する自信が高まり、習得した新しい技術もいち早く患者様に受け入れてもらえるようになります。

　治療技術面と同じくらい重要なのが、滅菌消毒です。滅菌クオリティは、スタッフの自院に対する自信に繋がるため、重要視しています（図5）。

　厳しさを増す歯科医療業界ではありますが、まだまだ、われわれの活躍の場は多く残されています。自由診療をはじめとした付加価値の高いサービスを提供できるよう、スタッフの成長をサポートし、より高い患者満足度を獲得し、スタッフに仕事のやりがい、生きがいを与え、結果として医院が発展するというサイクルが、社会から必要とされ続ける歯科医院を生み出すと思います。

　日々進歩する歯科医療技術の恩恵を患者様に受けていただけるよう、臨床面と経営面、両方のスキルアップが私の今後の課題です。少子高齢化の日本社会において、お口の中の健康を創造し、人生の最後まで心も体も豊かな状態を保つ健康寿命をより多くの国民の方に提供できるよう、3人目の石切職人を目指して、今後も精進して参りたいと思います。

自由診療で患者さんの期待とニーズに応える④

地方での親子承継と自費率
――地域に根ざした継続経営への取り組み

徳島県鳴門市・医療法人 **和田歯科医院**

●

傾きかけた地方の父親のクリニックを承継し、苦しみながら、ヘルスプロモーションと医院の仕組み作りを中心として、医院を立て直した過程をありのままに綴りました。
実例を交えながら、親子承継のポイント、反省点を述べさせていただきました。そのなかで、自費率の推移、よかったこと、反省点等を盛り込みました。

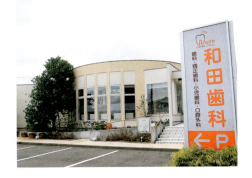
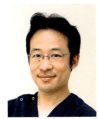

和田匡史
Masashi WADA

医院の総面積 264.46㎡
ユニット数 7台
スタッフ数と内訳
歯科医師5名（常勤3名、非常勤2名）、歯科衛生士7名
歯科助手兼受付1名、受付1名
計15名

1日の平均患者数 65名
診療時間 平日／9：00～12：00、14：00～19：00
　　　　　（木曜午後は訪問診療、ただし祝祭日がある週は、全日診療）
　　　　　土曜／9：00～12：00、13：30～17：30
　　　　　休診／日・祝

ホームページ http://wada-sika.kamu-come.com
facebook 和田歯科医院

おそらく私のお話は、本書で最も地味な話だと思います。というのも、事業承継と自費率について、田舎の歯科医院の、ごくありふれた体験談をそのままお話していくからです。華やかさなどとはほど遠い、地道に積み上げてきた私の"いま"をお伝えするだけです。

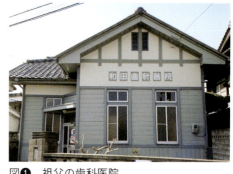

図❶　祖父の歯科医院

よく、「うまくいかない」と言われている親子承継。祖父の時代から続く、傾きかけた古い歯科医院を、苦しみながらどのように立て直したかについて書かせていただきます。医院承継に悩まれておられる若い先生に少しでもヒントになればうれしいです。

あなたが私の話をどこまで読んでいただけるか淡い期待を抱きながら。

◆　　　　◆　　　　◆

当院は、四国、徳島県鳴門市の外れの農村地域にあり、地域唯一の幹線道路に面し、医院前は比較的交通量の多い場所です。自然豊かで、近くの山には猿やイノシシも生息しています。ご多分に漏れず、急速な高齢化と少子化、地域人口の減少が進んでいます。この地で祖父が開業し、父、私とこの近くで移転しながら引き継いでまいりました（**図1**）。

「自費率4％」からのスタート

自費率4％——。これが、最初2年間の自費率です。「少ない！」と思うかもしれませんが、当時は自費率という概念もなく、これが普通だと思っていました。

私は大学卒業後、歯科口腔外科講座に入局し、大学院を卒業しました。卒後は、家庭の事情ですぐ実家の歯科医院に戻り、2軒のアルバイト先と実家の歯科医院という3ヵ所の歯科医院を掛け持ちしていました。実家の歯科医院に歯科医師2人で診療するほど来院者もなく、技術も未熟であったため、優秀な先生のもとで少しでも勉強したいという理由からでした。歯科医師として未熟。もちろん、経営者としての力もゼロ。試行錯誤するも、思ったようにいかず、できる処置は外科処置に偏っていました。それでは自費率が低いのは当然でした。実際に帰ってみると、それまで豊かだと思っていた実家の歯科医院の内情は火の車。さすがにあのときはショックでした。はじめて将来に対して本気で不安を覚えました。

さすがに危機感をもち、「技術さえ上げればなんとかなる」と、有名なエンドの先生のコースや、SJCDなどの研修会に片っ端から参加してみましたが、なかなか自分の歯科医院に落とし込めず、理想と現実とのギャップに苦しみ、もがいていました。患者さんの気持ちも考えず、いつもイライラしながら診療をしていたのを覚えています。

アルバイト先の医院は患者さんが溢れている。ウチの医院は、患者さんが遠のいて

いく。どうしてウチはこんなに寂れているのか。原因が自分ではわからず、それまで尊敬していた父に対して、「全然あかんやん！ なんでもっと来院者が来てくれるように努力しないのか！」、「他の場所で１から開業したほうがよっぽどうまくできるはず！」というような、ネガティブな感情さえ浮かんでいました。親子承継ではよくあることのようですね。それでも私に任せてくれた父には感謝しています。

アルバイト先を辞めて実家に戻り、歯を削る毎日。がむしゃらにがんばり、当初は１日15人程度だった来院者は、１日30数人くらいにまで増え、なんとか給与も出るようになりました。しかし、このままではどうにもならない。楽しくない。「本当にこれでいいのだろうか？」という思いが募っていました。

ヘルスプロモーションとの出会い

そんなとき、ある雑誌に１人の先生の記事が掲載されていました。「ヘルスプロモーション型歯科医院」というものです。

（あやしい……）

始めは若干の抵抗感がありましたが、その歯科医院も当院と同じ四国の田舎にあると知り、「自分にもできるかも」と考え、思い切ってその先生が主催する３日間のセミナーにスタッフ全員で参加しました。

その内容は、当時の私にとって、目からウロコの内容でした。単純な私は、すっかり感動し、先生に学んだことを少しずつ実行していきました。自ら「もっとよくなりたい！」という方が集う歯科医院を目指して、スタッフ一丸となって突き進みました。

最初は、本当に思いが伝わるのか、来院してくれるのか不安でしたが、少しずつ来院者が増加し、時間とともに患者のお口の中への感心が高まっていることを実感できるようになりました。

こうした地道な活動があってか、来院者数も増え、自費総額も増えていきました。意図していたわけではありませんが、お口への関心が高まることが結果として自由診療に繋がっていくということを身をもって実感できた時期でもあったのです。

自費率云々の前にまず、来院者を思い、信頼関係を築くこと。医院のベースを作ることが大切だと思います。

ハードの問題

当時の医院には、ハード面でも致命的な欠点が複数ありました。駐車場は狭い、待合室もぎゅうぎゅう、床はあちこち抜けている、外壁もボロボロというあまりにみっともない状態に、さすがに医院のリフォーム、もしくは移転を考えるようになりました。

（改築か移転か……。でも安い買い物でもないしなあ……）

そんな風にグズグズ悩んでいたところ、とうとう事件が発生してしまったのです。

床の抜けた受付で、高齢の来院者が足をとられ転んでしまい、頭を打ってしまいました。幸い大事には至りませんでしたが、この事故が一つのきっかけになり、隣接地をかなり無理して購入（2週間後にリーマンショックで半額になる）し、2009年に、思いの詰まった新医院を開業しました。チェアーの増設、駐車場確保、古い設備の更新を一度に踏み切りました。最低限のハードは必要です。

新築はしたものの……

さあ、新医院ができて、「何もかもうまくいく！」と思ったのも束の間、また新たな問題に思い悩むことになってしまいます。

勤務医、スタッフ教育です。

来院者は増えたものの、スタッフの人数も当初の3人から10数人となり、業務も増え、それぞれがバラバラの判断や対応をしてしまうことが出てきました。それまでは、何か問題があればそのつどスタッフと話をしていましたが、人数が増えてくると、スタッフとの意志の疎通が薄くなり、いろいろなトラブルが起こってきました。治療や準備の仕方が違い、来院者への説明もまちまち。新人に対しても先輩スタッフがそれぞれバラバラのことを教えてしまうこともあり、医院が混乱し始めたのです。

もっと困ったのは、勤務医教育です。診療が忙しく、昔ながらの"見て覚えて"というような状態で、すぐにできるようになるはずがありません。いま思えば、当時勤務してくれていた先生方には、私の力不足で迷惑をかけ、申し訳なく思っています。

スタッフ教育、勤務医教育に行き詰まり、頭を抱える日が続きました。イライラして怒鳴り散らしたこともありましたが、ここを改善したことが、後に大きくプラスになりました。

個人からチームに

そんなとき、東京のエムズ歯科クリニックの荒井昌海先生が、マニュアルとスタッフ教育、勤務医教育を充実させて医院運営をされているということを知り、早速セミナーに参加しました（現在のMID-Gマニュアルコースです：図2）。

始めは慣れない作業に苦戦しましたが、マニュアルを作る過程でいろいろなことが改善されていきました。曖昧だった医院の進む方向を、自分の頭の中で整理でき、どこを目指すのかをみんなで共有できるようになりました。日常業務の決めごとを統一できたため、判断に迷う時間が減り、その分患者さんとのコミュニケーションの時間にあてることができました。

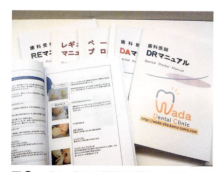

図❷　それぞれの医院で使うものや、治療方針は少しずつ違います。早く医院の診断基準考え方を理解してもらうために、最低限のマニュアルは必要

さらに、マニュアルは、新人教育、とくにドクター教育に絶大な効果を発揮しました。先輩スタッフもまずは「マニュアル読んでおいて」、「わからなかったら聞いてね」というスタンスになり、ストレス負担が減ったようでした。加えて新人ドクターが一番迷う、診断基準を定めました。医院の最低限の基準を決めることができたのです。

　マニュアルには、実際の作業の20％程度しか記載できませんでしたが、その20％だけでも日々の業務の80％はカバーできました。

　また、就業規則も作り直し、スタッフが働きやすい環境の整備を制度として行いました。それがスタッフの定着に繋がりました。恥ずかしながら、院長でありながら、それまで法律的な知識はほとんどありませんでした。

　患者さんへの説明も、エムズ歯科の資料を元に作成し、手渡すようにしました。同時期に、技術系の研修にも多く参加していたこともあってか、結果として自由診療が1割以上アップするようなりました（図3～5）。

　意図して自由診療を上げようと思ったワケではないのですが、マニュアル作成によって時間が生み出され、説明の時間、スタッフ教育の時間を取ることができるようになり、技術力が上がったことも相まって結果として自由診療が増えていったようなのです。とくに勤務医の成長

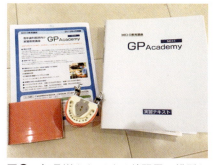

図❸　毎月送られてくる練習用の模型とテキスト。3年間でインレー形成からサイナスリフトまで学べるカリキュラム

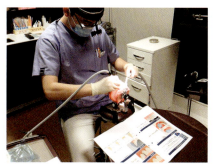

図❹　毎月、外部講師招聘や、他院との合同ドクター勉強会などを開催し、技術向上に取り組んでいる

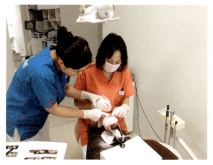

図❺　テキストと模型での実習と他院との合同勉強会でトレーニング

が医院を大きく成長させました。この地道な行動があったおかげか、最終的にはベースを下げることなく自費率が4％から30％弱程度に上がってきました。当院の問題はまだまだ山積みですが、前向きに進んでいると感じています。

　最後に、この場を借りて、いくつかメッセージを残したいと思います。

1．歯科医師は信頼関係と技術力

　まず、来院者のことを思う気持ちがあって、はじめて信頼関係が築かれます。また、自費率は7割以上技術力によるものだと考えます。

　私はまだまだ未熟です。現在もセミナーなどには積極的に参加し、最新の技術を吸収しています。技術があってこそ、自信も生まれるものです。いまは、技術が日進月

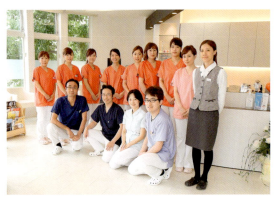

図❻　結束力を高めるために、パートスタッフ含め、全員常勤という体制に

歩ですので、常にアンテナを張っておく必要があると思います。

2．スタッフ、勤務医教育

当院に来院する方の多くは、私に会いたいがために来ているわけではありません。みなさん、スタッフに会いに来られているのだと思います。受付、歯科衛生士、歯科助手、勤務医など、院長以外のスタッフが働きやすいような環境と仕組みを作ることが大切です。新人でもすぐに溶け込めるよう、最低限のマニュアルは作るべきだと思います。

当院では、歯科衛生士教育には、フリーランスの歯科衛生士に毎月来ていただいています。スタッフが学ぶ環境を整えることで、結果として来院者の意識も上がり、自費率にもかかわってくるものだと考えます。

なかでも、勤務医の教育は重要です。院長が技術を学んできて、さあがんばろう！となっても結局、忙しさに流されて保険診療ばかり、では、ラットレースからは逃げられません。しっかりとした勤務医を育てることこそが、医院の発展や自費率に繋がると思います。

3．親子承継は潜在的ベースがある

「傾きかけた医院を承継するのは不利」というのはよく聞くフレーズですが、一概にそうともいえないと思っています。立ち上がりの早さ、資金調達（銀行の信用）、というのもありますが、何よりも長年の信用というものがあります。

たとえ、当院のように1日15人程度の来院者でも、それは父のコアなファンです。コアなファンの家族も、潜在的な来院者です。

親の意志を継ぎ、「生まれ育ってきた歯科医院を自分の手で引き継いでいきたい！」と医院を存続させ、地域に根付いた信頼を承継していきたいと考える若い先生方の思いというのは、伝わると確信しています。そのような若い先生を育てていきたいと考えています。

親子承継

地域におけるよい歯科医院というのは「永く続く歯科医院」だと思っています。先代が長い年月をかけて積み上げてきた信頼を永く存続していくことが、地域にとっての責任でもあると考えます。

地味な話でしたが、最後まで読んでいただき、ありがとうございました。康本先生、このような機会を与えていただきありがとうございました。

自由診療で患者さんの期待とニーズに応える⑤

歯科医院経営をデザインする
──居抜き物件からのスタート

北海道 札幌市・医療法人社団 一心会 **新札幌いった歯科**

●

多様化する開業スタイルにおいて、時代の潮流、患者さんやスタッフのニーズに対して、永続性の高い歯科医院をどのようにデザインするか。
診療技術、学術、マーケティング、マネジメント、内装、看板など、歯科医院をどのようにデザインしてきたか、開業からの5年間を振り返る内容とします。
そのなかで、今回のテーマ「自費」にフォーカスを当てた部分もご紹介します。

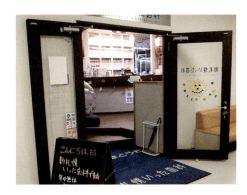
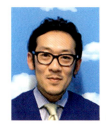

青木一太
Ichita AOKI

医院の総面積 194㎡
ユニット数 6台
スタッフ数と内訳
歯科医師（常勤5名、非常勤［小児、矯正］2名）、歯科衛生士8名、
歯科助手4名、サプライ2名、受付2名、事務局3名
計26名

1日の平均患者数 80名
診療時間　平　日／9：30～20：00
　　　　　土日祝／9：30～18：00
　　　　　お盆、年末年始など／9：30～18：00
　　　　　年中無休

ホームページ http://www.shinsapporo-itta-dental.com
facebook 新札幌いった歯科

2009年4月1日、当院は、歯科医師1名、スタッフ3名でスタートしました。地方都市における一般的な開業スケールでしたが、少し違う点といえば、築20年の居抜き物件での、低価格開業スタイルだったという所でしょうか。当時はリーマンショックもあり、100年に一度の不景気といわれたタイミングで、おまけに開業日の4月1日はエイプリルフール。周囲からは、開業自体をエイプリルフールの冗談と思われていたようです。

　開業前は景気が低迷していましたが、不景気だからこそ患者さんのニーズを想像し、人財豊富な良質な歯科サービスが提供できる歯科医院をデザインしてみました。学生時代から現在の法人規模をイメージしていたのですが、まさかの不景気で、スタートは設備より人財に投資する余力を残しての開業でした。

　費用に関しては、築20年の居抜き物件だったので、通常の開業費用の10分の1で実現できました。自己資金も少なく、それに見合った借り入れ範囲でしたが、一般的に、通常の新規開業では、人材募集に関して、資金面、タイミングなど難しいのですが、スタートの費用を抑えて開業したことで、医院の事業規模に合わせたタイミングで募集し、テンポよく人材を集めることが可能となりました。当法人の3軒の歯科医院のうち、本院はそのような居抜き開業でしたが、デジタル化、院内環境、立地条件などの優位性を考え、現在、分院は新規開業で展開しています。

　開業当時の状況ですが、中古のユニットが3台、X線もアナログ、器材や機器もすべて中古。20年以上経過した歯科医院だったので、さすがに内装だけはリニューアルし、イメージを一新させました。受付カウンター、キッズスペース、床と壁紙を新しくし、アロマ、プラズマクラスターの導入など、空気感、清潔感にこだわったデザインです（図2）。

　衛生面においては、ディスポーザブルにできるものはすべてディスポーザブルにし、バリアテープは患者さんごとに交換を行い、スタッフと話し合って、自分たちが診療を受けたい環境作りを開業当初から行ってきました。

　ハード面のデザインができたところで、次はソフト面です。

　大型駐車場付きメディカルビルテナントで、国道も近く、JRと地下鉄の駅からのアクセスもよかったので、立地とともに利便性の高い、365日年中無休、昼休みなしの診療スタイルをデザインしてみました。

　ソフト、ハードが揃ったところで、いよいよスタート！

　その結果はいかに？

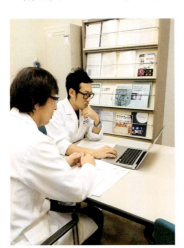

図❶　開業当初から通っていた大学院で、安彦教授と研究テーマをディスカッションする筆者（北海道医療大学口腔病理学）

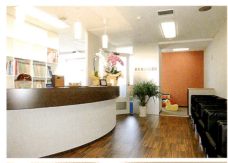
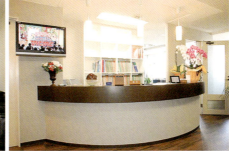
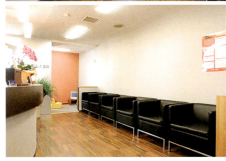
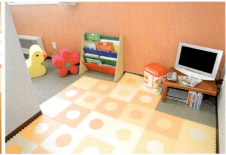

図❷　患者様がリラックスできる空間作りを演出。チャイルドスペースは、診療室からも見える。院内は土足OK

年中無休、昼休みなしの診療態勢

　開業初日から5年間は、毎日チャレンジと失敗の繰り返しでした。

　準備万端で挑んだ開業初日、予約患者さんは1名のみ。自由診療どころか、患者さんも来ない状況からのスタートでした。ポスティングやホームページなどの広告媒体を活用し、地域に対して認知を広めていかないと、居抜き物件であったとしても患者さんに来ていただけないことに気づきました。早速のアウトプットとしては、365日アップし続ける院長ブログ、ホームページコンテンツの充実化、地域新聞への掲載、育児雑誌への取材広告、地元情報誌への広告、ポスティングのターゲットの絞り直し、その当時にやれることは全部チャレンジしました。

　院内では、全スタッフと毎日ミーティングを行いました。来ていただいた患者さんとも、日々会話をしながら、患者さんのニーズを聞き続けました。

　年中無休、昼休みなしの診療態勢を掲げているので、半年間は私自身無休で診療し続けていたのですが、走りながら考えていたので、心身ともにつらいと思ったことは一度もありませんでした。

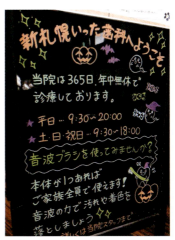

図❸　毎日スタッフが日替わりで書いているインフォメーションボード

卒後から開業するまでの7年間、年中無休の歯科医院で診療していたので、そのときの慣れもあったとは思います。

できることはすべてチャレンジするスタイルで、スタッフと一緒に地域のニーズに応えることによって、徐々に患者さんが集まるオフィスになりました。2ヵ月目の途中には、歯科医師が私だけでは間に合わない状況となり、非常勤の歯科医師やスタッフの増員を図りました。

さらに半年が経過したころには、常勤歯科医師を1名増やし、10名以上のスタッフで日々の診療を行っていました。

1年経過するころには、ユニットも増え、歯科医師、スタッフもさらに増え、コミュニケーションやマネジメントのデザインも意識するようになりました。当時は、患者さんの主訴に対しての治療で精一杯でした。患者さんの数が増えれば増えるほど、時間が限られているので、自由診療についての説明もその時間内でしか提供できず、保険診療がメインとなる診療スタイルでした。

2年目は、大学時代の同級生が副院長の立場で来てくれて、さらに歯科医師の層が厚くなりました。1年目に入って来た常勤歯科医師（現在は上席副院長）、副院長（現在は院長）と、開業時のスタッフは、いまでも一緒に診療をしており、よき仲間として診療、マネジメントの相談役として支えてもらっています。

この頃は、ユニットも1台増え、常勤、非常勤の歯科医師を含めスタッフ20名程で日々診療を行っていました。当時は数値の最大化を意識した医院デザインでしたので、保険診療を中心にして患者さんが増え続けていきました。当然自由診療はほぼ横ばいの時期です。

3年目になると、新卒歯科医師も含め、スタッフを総勢30名を越える規模になり、医療従事者だけでは現場のマネジメントが困難になってきました。そこで開業からお世話になっている友人にお願いして、歯科医院の事務局長として就任してもらいました。当時、全国でも数少ないポジションだったと記憶しています。最初は事務局の仕事に対し、私自身が的確な指示ができず、迷惑を掛けていた記憶があります。それでも手探りで、財務分析、採用、雇用、歯科医師やスタッフの相談ごと、外部との交渉など、幅広い仕事をこなしてくれました。いまでは歯科医院デザインのポイントを聞かれると、迷わず「事務局の存在」と答えています。近年の歯科医院マネジメントにおいて、歯科医院の規模に関係なく事務局の存在は不可欠ですし、事務局の機能が優

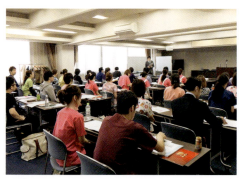

図❹　春先に行われる法人春合宿。各種マニュアル勉強会、相互実習など、コンテンツが豊富な内容です

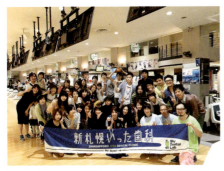 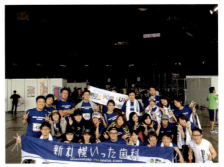

図❺ 定期的に行われる法人内レクリエーション。ボウリング大会などを行っている

図❻ 毎年全員で参加する、札幌ドームリレーマラソン大会

れていると歯科医院全体が好循環に入ると思います。

医業収入は、歯科医師と歯科衛生士の人数に比例して増えてきていたので、このころから新卒採用に力を入れるようになりました。歯科医師の採用は私が担当で、歯科衛生士の採用は事務局長が中心となって、昼夜問わず対応していました。

3年目も順調に医業収入は伸びていたのですが、保険診療が中心の状況に変化はありませんでした。私自身は、全国の臨床系セミナーに参加し続け、日々の臨床に最新技術や知識を取り入れ、同時に院内の若手歯科医師にシェアしていました。

診療現場では、自由診療におけるカウンセリング、診査・診断、診療方法の提案などがシステム化されていない時期でしたので、自費率に大きな変化は起きませんでした。そのような状況でも若手歯科医師の、治療に対してのモチベーションアップ、技術、知識のスキルアップに繋がり、治療内容などをディスカッションし、コミュニケーションの充実を図ることができました。

4年目は、歯科医師の教育、新卒スタッフの教育に力を入れるとともに、ビアガーデン、フットサル、マラソン大会などのレクリエーションにも力を入れて、全体でコミュニケーションが取れる機会を増やしました（図5、6）。スタッフ離職率を念頭に置いてではなく、一緒にいる仲間が、働きがいがある組織として感じてもらえるかどうかを考えて取り組みました。その効果といえるかわかりませんが、優秀な若手常勤歯科医師が集まり始め、保険診療における医業収入は安定した状態となりました。しかし、自費率は保険診療分の伸び率が高いので、相対的に下がった結果となりました。

医療法人化、分院開業……

5年目の春には、組織を医療法人に変え、秋には、初の分院を開業しました。スタッフ数も50名近くになり、この規模になると理事長1名、事務局長1名ではマネジメントの壁を痛感しながら、日々の臨床を行っていました。同時に事務局も常勤3名、非常勤4名の体制で本格的に始動し、法人内のマネジメント体制を強化しました。医療現場の人数とマネジメント側の人数が多ければ、できることが多くなると実感した1

年です。

　6年目に入ってから、3院目の分院を立ち上げ、現在に至りますが、結局、本題の自費率は開業からほぼ一定で推移してきました。

　この5年間を振り返ると、ユニット増設、人財増員、分院展開と、常に保険診療を中心に最大化を目指したことが理由で、大幅な自費率アップは起きませんでした。

　歯科医院のデザインとしては、複数の歯科医師、多くのスタッフで、沢山の患者さんを受け入れて地域に貢献するスタイルを構築してきた5年間でした。

　内部環境のデザインは、新卒採用や教育を中心に行い、法人内の情報共有として、マニュアル作成を行うなど、整備に時間とコストを掛けてきました。

◆　　　　◆　　　　◆

　一昔前なら、10年で1サイクルといわれた歯科業界で、デジタル化やIT化、SNSなどの影響で、技術や情報が1年1サイクルとなってきている時代です。取り巻く環境として、デジタルデンティストリー、金属代の高騰、増税、最低賃金の上昇、労務問題、採用コストや教育コスト、訴訟リスクなど、取り巻く環境は厳しく、対応できる筋肉質な企業を目指すと、年々歯科医院経営のコストが上昇してきます。これらを考慮するといままでどおりの歯科医院経営デザインでは、対応が難しくなる可能性があると思い、さまざまな可能性を模索していました。

　そんな悩みを抱えていたときに、康本塾を率いる康本征史先生、MID-Gを率いる荒井昌海先生と出会い、それぞれ「統計を活かしたマネジメントを目指せ」、「最大化ではなく、最適化を目指せ」と教えられました。あらゆるデータをさまざまな角度から分析すること、レセプトの枚数でもなく、来院患者数でもなく、自分達のやれるべき範囲で、最適化の数値を常に意識して歯科医院経営をデザインすればよいのだと気づかされました。

　そこから、康本塾やMID-Gで学ぶ日々が始まりました。

　今後も患者満足度と従業員満足度のレベルアップを図りながら、時代の潮流に遅れることがないよう、統計を読み解き、最適化された歯科医院マネジメントを行い、日々学び続けていきます。

　最後になりますが、居抜き物件からスタートした私ですが、今後開業する先生には、新規開業をお勧めします。先代の先生が築き上げた功績を越えることの難しさや、器材、機器のデジタル化、IT化が進むと、結局居抜き物件でも新規並みか、それ以上に費用が掛かることもあります。費用面も含めて、最適化を目指すのであれば、自分のイメージする規模や立地条件に合った場所で開業することが優先順位として高くなります。

　この部分は康本塾に参加し、康本先生や塾生の皆さんに相談されることを勧めます。

　今回、このような機会を与えてくださいました康本先生、塾生の皆様に感謝いたします。

キャストパーシャル"らくらく"製作法実習会
第32期 Co-Cr コース　第8期 TK・GOLD コース

川島　哲【補綴構造設計士】臨床セミナー
[補綴構造設計は商標登録済です]

超高齢時代の「デンチャーデザイナー」

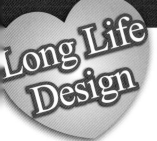
Long Life Design

歯を失うことで、同時に生体センサー（歯根膜）が失われ、人は咀嚼システムに重大な障害が生じる。そこで、欠損補綴を望む多くの患者さんの危険シグナルを補綴のプロとして深読みしなければならない。

安全で予知性の高い"永続性"ある欠損補綴を望むには、残存歯牙の歯根膜と粘膜センサー等を活用して咀嚼システムの再構成を図らなければならない。レストやデンチャーベースの圧力センサーを安全弁にするという基本的考えを活用し、「構造設計」され数値化されたキャストパーシャルこそが中高年ライフにおいて、多くの楽しみを得ている事実はまだ一般に知られていない。

バイオミメティック（生体の失った部分を模倣、擬態、構築する）が欠損補綴の本質である。顔貌を構成するmouth,chin,rip,cheekをトータルに考えたバイオミメティックデザイン（生体模倣）キャストパーシャルの"らくらく"製作法実習会、「第32期Co-Crコース」及び「第8期TK・GOLD」コースを開校する。

私にも、できますか？

Bio-Mimethic Cast Partial

川島セミナー
Kawashima Seminar
Tetsu Kawashima

E-mail : tetsu108@orion.ocn.ne.jp
Tetsu Kawashima World : http://kawashima-world.com
PSD : http://www.psd-denture.org/

【著書】
2012年10月 新著出版!!
「"新"一週間でマスターするキャストパーシャル」
（医歯薬出版（株））2012年10月発行
「T.K.M キャストデンチャーのすべて…Bio-Mimetik Cast Denture」
（医歯薬出版（株））2005年発行
「バイオ・キャストパーシャル」（医歯薬出版（株））2000年5月発行

■講師 川島 哲
■スタッフ　有限会社ユニデント　伊藤　貴也

■申込み及び問合わせ先
川島セミナー事務局　〒350-1121　埼玉県川越市脇田新町5-13
TEL049-244-5200／FAX 049-244-1023

■主催 川島セミナー事務局
パーシャルデンチャー実習会
■協賛 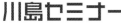 日本補綴構造設計士協会

Co-Cr【7ケ月コース】
第32期　日程【定員5名】

第1回目 2015年
9月12日(土)　バイオミメティック（生体模倣）デンチャーの意義について
　　　　　　　補綴構造設計士への道【技工哲学】
9月13日(日)　実技　レストレーション含めたバイオ・ミメティック デザイン
　　　　　　　実技　（上下顎）コンプリート・キャストデンチャー

第2回目
10月3日(土)　実技　（上顎）コンプリート・キャストデンチャーの製作法
10月4日(日)　実技　キャスト

第3回目
11月7日(土)　実技　（下顎）コンプリート・キャストデンチャー
11月8日(日)　実技　キャスト

第4回目
12月5日(土)　実技　（上下顎）キャストパーシャルデンチャーの「らくらく製作法」
12月6日(日)　バイオ・ミメティック デザインについて、
　　　　　　　デンツプライ「ラピッドフレックスシステム」・・・数値化したクラスプシステムについて

第5回目 2016年
1月9日(土)　実技　（上顎）キャストパーシャルデンチャーの「らくらく製作法」
1月10日(日)　実技　キャスト

第6回目
2月6日(土)　実技　（下顎）キャストパーシャルデンチャーの「らくらく製作法」
2月7日(日)　実技　キャスト

最終回
3月5日(土)　実技　最終チェック
3月6日(日)　講義　製作の全工程を復習、Q&A、反省会
　　　　　　　卒業式「補綴構造設計士」ライセンス授与

TK・GOLD【5ケ月コース】
第8期　日程【定員5名】

第1回目 2016年
4月16日(土)
4月17日(日)

第2回目
5月14日(土)
5月15日(日)

第3回目
6月4日(土)
6月5日(日)

第4回目
7月2日(土)
7月3日(日)

最終回
8月6日(土)
8月7日(日)

プレミアムなGOLDの良さは、すべての々の知るところである。しかしながら、GOLD-Platinumを用いたキャストパーシャルの製作法は、今まで確立していない。

そこで、世界で初めてBio-Castpartialの製作実習会"完全版"TK・GOLDセオリー第8期を開校する。

プレミアムな"ゆとりある超高齢時代のデンチャーライフ"をマスターしよう!!

注 上記受講料はCo-Crコースに準じますが、GOLD代が別途かかりますことご了解下さい。※TK GOLDのメダル代 70g 必要とします。
TK・GOLDの実技スケジュールは事務局までお問い合わせください。詳細お知らせいたします。

土・日2日間 タイムスケジュール
■第1日目（土）／始業 AM10:00　終業 PM5:00
■第2日目（日）／始業 AM 9:00　終業 PM4:00

■受講料：歯科医師　申込時￥133,488
　　　　　　　　　　毎　回￥136,728（昼食代含）
　　　　　歯科技工士　申込時￥111,240
　　　　　　　　　　毎　回￥114,480（昼食代含）

その他、材料費として￥54,000かかります。（第2回目に申し受けます）
※すべて消費税込み

■研修会場：有限会社ユニデント
■受講料振込先：みずほ銀行　川越支店　普通口座　1124984
　　　　　　　　川島セミナー　川島　哲

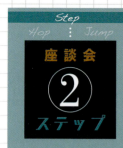

自費率3割のための
システム作り

医院の診療システムを患者に周知させる

康本 図書館でも体育館でも、大抵の施設には、「ご利用に当たって」という説明書がありますね。先生方の医院では「当院のご利用に当たって」というようなツールはお作りになられてますか？

宇田川 作っています。

康本 それを渡すタイミングはいつですか。

宇田川 初診のカウンセリングのときです。

康本 ツールのタイトルはどうされていますか。

宇田川 「当院の診療に当たってのご注意」です。そこには同意書が付けてあるので、サインをもらっています。

康本 読みましたというサインですか。

宇田川 はい。

吉留 初診からするんですか。

宇田川 はい。

康本 吉留先生のところはありますか。

吉留 タブレット端末を使って、「当院はこういうシステムで診療しています」という説明をしています。

康本 清水先生のところではどうですか。

清水 当院もほとんど同じです。カウンセリングルームで、歯科衛生士が患者さんのお話を聞いたあと、当院の診療システムを説明しています。ユニットに座る前に、同意を得てから検査に入るというシステムです。応急処置などの判断は私が行います。

康本 なるほど。冊子や説明のシステムは、宇田川先生ご自身でお作りになったのですか。

宇田川 基本的には自分で作りました。ただ、説明するのはスタッフですから、まずスタッフ自身が理解できなければいけないので、スタッフがやさしい言葉に換えてくれています。

康本　清水先生のところは？

清水　同じです。私が作って、スタッフと改良していきました。

康本　吉留先生のところは？

吉留　スタッフ自身が説明しやすいように、写真などを使ってわかりやすいものを作ってくれました。

記録を残す

康本　システムづくりの第一歩として、医院の方針や考え方を紙であれ、タブレットであれ、読んでいただき、同意を得ることはすごく重要なことです。
　そのあとに、実際に検査を行うと思うのですが、清水先生のところでは、どのような検査をしていますか。

清水　パノラマX線写真と5枚法の口腔内写真と顔貌写真を撮ります。それから、位相差顕微鏡での細菌検査とポケット測定です。基本的に口腔内は歯科医師がチェックをします。

康本　検査模型は作らないのですか。

清水　作りません。

康本　宇田川先生のところはいかがですか。

宇田川　口腔内診査として視診を行い、パノラマX線写真を撮ります。それから、咬合をチェックします。食いしばりやパラファンクションなどがないかを診査します。診査項目は1枚の表にしてあって、上から順に埋め込むようになっています。

康本　口腔内写真は撮っていますか。

宇田川　保険の範囲で撮っています。

康本　検査模型は作りますか。

宇田川　咬合に問題があったり、最初から自由診療でやりたいという患者さんの場合はすぐに模型の印象を採ります。

康本　吉留先生のところはどんな検査項目ですか。

吉留　歯周病検査に則って行います。小児も同じです。

康本　口腔内写真と模型の印象はどうですか。

吉留　どちらも検査項目に入っています。顕微鏡検査も行います。X線写真はパノラマとCTで撮り、口腔内写真は14枚法、5枚法、9枚法とさまざまです。

康本　共通していることは、患者さんに口腔内がどんな状態になっているかを知ってもらうための口腔内写真、X線写真、パノラマを撮る。そのほか、歯式を使って口腔内診査、顎模型。少なくとも初診時にはこれぐらいの情報は入手すべきです。それか

ら、顕微鏡検査もモチベーションを上げるのに効果的ですね。

　つまり、「記録」を残すことが重要なのです。最近は「検査」といっていますが、検査は診断のためのものですから、最初から診断の要素が入ってしまっているのです。すでに初診時から治療が始まっているというイメージで記録がとられているように思うのです。

吉留　そうですね。

康本　記録を歯科医師が見ると、現状がある程度予測できますから、次に必要なこと、行うべきことが想像できるのです。

　要するに、初診時の記録を残してない歯科医院が、まだまだ多いように思うのです。

吉留　記録の他、説明用のツールとしても有効活用できます。顎模型も、「ここがむし歯ですよ」などと説明すると、患者さんは理解しやすいと思います。

康本　私が言いたいのは、患者さんの口腔内写真を撮るときに、「写真を撮りますね」ではだめだということです。何のために写真を撮るのかをはっきり説明しないといけないのです。患者さんに「検査をしますね」と言うと、「そんなに病気じゃないけど」となります。でも、「記録を取りますね」と言ったら、誰もが「それは大事ですね」となるわけです。

宇田川　私もそう言いますね。写真はとくにそうですね。

吉留　私は資料を取ると言います。

康本　資料を取ると言うと、取られる側からすると、「何で俺の資料を取るんだ、個人情報だ」などと感じてしまいます。だから、「初めて会ったときの記録を残しておきたいんです」と言うと、結構皆さんすんなりと取らせてくれます。"検査"という言葉は、困ってる人にはよいのですけど、そうじゃない、定期検診で来た、何も問題がない人に検査って言うと、「何も問題ないのに勝手に検査するな」と言われたりすることがあります。

　ですから、「記録を取りましょう」と言えるような時間と人がきちんと確保できれば、術者と患者が望む治療がスタートできるのではないかと思います。

カウンセリング・コンサルティング

康本　記録データは、どのタイミングで患者さんにお話ししますか。もちろん、応急処置が終わってからの話ですが。

宇田川　当院ではTBIチェックといって、デンタルフロスなどの歯間清掃用具や電動歯ブラシなどについて説明しますので、TBIを必ず2回行います。その折りに、セカンドカウンセリングをします。セカンドカウンセリングは、最初に取った記録を基

に、直接患者さんとコミュニケーションを図る時間でもあります。
康本 ファーストカウンセリングというのが、最初の問診ということですね。
宇田川 そうです。
康本 セカンドカウンセリングというのは、2回目のときにゆっくりお話ししましょう、ということですね。
宇田川 はい。口腔内の現状、治療方法、治療期間、費用などについて話をするわけです。
康本 その時点ではプランニングがされているわけですね。
宇田川 そうです。患者さんも望んでいるようです。通院回数や治療期間、治療費については、最初に伝えておくと、納得してキャンセル率が下がります。
康本 カウンセリングというのは、トリートメント・プランニングを立てることなんですね。
宇田川 そうです。
康本 吉留先生の場合は？
吉留 当院では、6次コンサルまであります。要するに1回目から6回目まですべてシステマチックになっています。写真の説明は2回目で。3回目では治療計画の立案と説明。
康本 1次コンサルの目的は何なんですか。
吉留 患者さんにとって、歯科医院は行きにくい場所になっていると思います。それなのに来院してくれたわけですから、歯の大切さを伝えるチャンスだと思うのです。実は、一番の目的は、初診時に定期検診に来ることをお勧めすることなのです。
康本 2次コンサルの目的は？
吉留 記録は1日目に取って、ビジュアルマックスに取り込んであるので、2次コンサルでその説明をします。ここにむし歯がありますよ、とかそういうのを視覚的にわかってもらうために。
康本 現状の認識ですね。3回目がトリートメント・プランニングですか。
吉留 トリートメント・プランニングは歯科医師が立案します。
康本 保険治療と自費治療を含めたトータルのプランニングということですね。
吉留 ほとんどそうですね。補綴のコンサルに関しては別に設けています。
康本 清水先生は、1回目がレコードを取るということでしたよね。2回目がやっぱりカウンセリングを。
清水 応急処置はしないとしても、基本的には1回目で、むし歯の治療に関しては、ビジュアルマックスで口腔内写真やX線画像をプリントアウトして、紙に書き込み

ながら、その場で渡します。

宇田川　ビジュアルマックスに取り込んで、というのは当院では2日目です。

清水　2回目は、位相差顕微鏡による細菌検査、歯周病の処置に関する話なので、それは「歯科衛生士が専門家ですから」と言って、歯科衛生士に説明をさせます。歯科医師が説明するのは、う蝕、根治、抜歯などの処置に関してで、X線写真と口腔内写真を基に1回目で説明を行います。1歯欠損や欠損が多い人はまた別ですが、症状がひどくない人の場合には、2回目のコンサルを行って、治療を始めます。その後は治療経過を考慮して、必要に応じて自由診療の説明などを行っています。

康本　説明そのものは、トリートメント・プランニングですから、まず歯科医師がある程度説明せざるを得なくて、説明した後の繰り返しの説明や補足などを、スタッフやトリートメント・コーディネーターがする。

　自由診療を選ぶという部分で、この段階では、治療技術に関する評価は加味されていません。誤解をされている先生には、違うんですよと言いたい。技術がよいから自由診療に、というのではなく、もっともっと前で患者さんは態度を表明しているので、そんなに難しくなくてもよいから、患者さんの希望を明確にしてもらえるような仕組みをつくって、そのうえで実際にやったものの結果として技術がある。そこのところを間違えないでいただけたらなというふうに思っています。

宇田川　本当におっしゃるとおりです。自分の技術をアピールすることで患者さんが自由診療を選ぶのではなく、まず話をしてプランを作り、相手が信じてくれて契約となります。自分自身の見本などないわけだから、信じてもらうしかない。私が契約を取って一番うれしいのは、お金が入ることも嬉しいけれども、信じてくれたということです。それがまた、自分をもう1回勉強させようというふうな、原動力になるので。

吉留　宇田川先生は、先生自身が直接患者さんに治療説明をされているようですが、私はそこまで患者さんに会うことはありません。トリートメント・コーディネーターや歯科衛生士がどれだけ一生懸命に治療説明をしてくれるか、そこが肝心だと考えています。そのためには、歯科医師が患者さんにとってベストな治療を一生懸命行い、その結果、患者さんに喜んでもらい、笑顔でありがとうと言ってもらう。それが、メインテナンスに結びつき、長いお付き合いになっていく。そういう意識をスタッフと共有する示すことが大切です。その結果、スタッフが患者さんに積極的に治療説明をしてくれて、自由診療にも繋がると考えています。

清水　私は康本先生から定期管理型歯科医院の作り方を学びました。その結果、メインテナンスの患者さんが毎月たくさん来るようになり、その過程で不具合が生じたときに自由診療を選ぶ率が高くなってきています。そこには患者さんとの信頼関係が欠

かせません。定期管理型のシステムを歯科医師と歯科衛生士で作り上げ、患者さんとの信頼関係を構築して地域に根差した診療を行うことで、結果として自由診療が増えてくると思っています。ただ、画一的な仕組みはないように思います。何らかの工夫が必要ですね。

康本 そうですね。年齢や経済的な問題もあると思いますが、患者さん

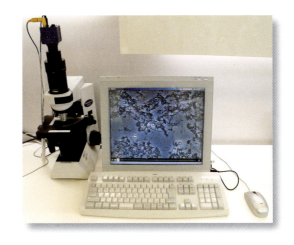

の生活の優先順位として歯科治療が上位にきたとき、自分の医院を選択してほしいわけです。それをきっかけに定期健診へと結びつけ、継続的に利用していただくのです。もちろん、そこには信頼関係が欠かせません。そして、患者さんの記録が残っていることに対するロイヤルティーは高いです。仮に勤務医が代わっても院長先生が代わっても、患者さんは自分の治療経過の記録が残っている、保管してくれている歯科医院に通うものです。その仕組みが構築できれば、さらに医院は発展すると思います。

自由診療の説明は誰がすべきか

康本 自由診療の診療説明をするのは、誰が担当されるのですか。

宇田川 診断が難しい症例の説明は私が行いますが、治療の選択肢や治療費に関してはマニュアル化されていますので、当院では歯科衛生士や歯科助手の中から適任者を選んでメディカル・コンシェルジュ（MC）として専任で説明を行っています。よく言うトリートメント・コーディネーターですね。それ以外にも、歯科衛生士がチェアーサイドで説明することもあります。当院では、あらゆる機会に説明できるよう教育を行っています。ただ、フルマウスの治療など高額になる場合は、メディカル・コンシェルジュが行います。

康本 その方が、ある程度専門にやられるわけですね。

宇田川 メディカル・コンシェルジュは、事務長を含めて3名います。それぞれが患者さんのアポイントをとって、カウンセリングルームでコンサルを行います。コンサルは紙ベースのリーフレット、模型、パソコン画面などのツールを使って行います。治療法の利点・欠点、材質の違い、治療費などの資料もお渡ししています。

康本 マニュアルも含めて、すべて準備してあるのですね。

宇田川 誰でもできるようにしておくことが大事です。吉留先生の医院ではたくさん

のトリートメント・コーディネーターがいて、先生自身は一切やらなくて済むわけだから、理想的なのかもしれませんね。

吉留 歯科衛生士が治療に関してつぶやくのです。それで関心を示したら、トリートメント・コーディネーターが引き継いでくれます。それまではスタッフ全員がある意味でトリートメント・コーディネーターの役割を担っているのです。そのために大切なことは、経営者である理事長あるいは院長が、歯科医院の理念や方向性を常に示すこと、語ることが大切です。私は患者さんと語ることはありませんが、スタッフとはとことん語り合います、自分の信念、ポリシー、フィロソフィーを貫くことって大事なことだと思います。もちろん、すべて私が正しいとは限りませんが、方向性の合わないスタッフは辞めていきます。それでいいと思っています。

宇田川 スタッフのベクトルが同じ方向になるわけですね。

吉留 それが大事だと思っています。経営者として信念を語り続けることが大切です。

宇田川 大きな歯科医院になると、勤務医ごとに話の内容が違ったりするとよく聞きます。それは絶対駄目ですよね。自由診療というのは、規制のない釣りや狩猟のような診療をしていたら、患者さんは逃げていきます。康本先生がお話しされたように、患者さんが自由診療を選択するには、時期というか、タイミングがあるように思います。すぐには実りを収穫できませんが、地道に種まきをしておけば、必ず収穫の時期が来るのです。目先のお金のために患者さんに無理を強いたら絶対に駄目です。初回は保険でもいいのです。康本先生の言う、「保険も自費も」です。

吉留 保険治療も大切です。時間もかかりますが、患者さんとの信頼関係の構築が最優先です。それが後々大きな成果に繋がるのです。

宇田川 それがうまく回っていけば、焦る必要はないのです。

吉留 歯科医師は、井の中の蛙になっている人が多いように思います。大学卒業して先生って言われて、経営のことはまったくの素人。もっといろんな歯科医院を見学すると、だいぶ考え方も変わってくると思うのだけど、昔は、医療の分野では経営という言葉が毛嫌いされたけど、最近はだいぶ馴染んできたように思います。きちっとした医療を提供してその対価を得て経営を安定させ、スタッフを養い、社会貢献を行うことが求められているのです。

宇田川 どちらかに偏っては駄目だということですね。

吉留 そう思います。

康本 清水先生の医院では、自由診療も含めた治療説明はどのように行われるのですか。

清水 治療内容に関しては、歯科医師が説明をして、治療の変更やメインテナンスな

どに関しては担当の歯科衛生士が説明するようになっています。小さい歯科医院だと、トリートメント・コーディネーターを専属で置くには無理があります。当院では、初診、カウンセリングのときに付いた歯科衛生士がその患者さんを担当することになります。

康本 歯科衛生士の数が足りないときに、それだけのものを稼がないと採用できないということですよね。その稼ぎのために数多くの患者さんを診療する必要があるという、非常に短絡的な歯科医師が多く、ヒューマンサービスは掛け算じゃないというのが、なかなか伝わらないですね。先生方が言われたように、技術があれば何とかなるのではなく、その前の段階で決まっていることを、もう少し理解してほしいと思っています。

今後の歯科界では、人の開発、職種の開発が非常に重要になってくると思います。

吉留 当院では、トリートメント・コーディネーター以外に、お口コンシェルジュと医療クラークがいます。歯科衛生士が通常の業務も行いながらさまざまな役目を兼務するのはよくないと思っています。そのためには人材採用という投資が必要になってきます。

もちろん、スタッフのなかにも光る原石がいるから、それをいかにして見極めるか。スタッフとの会話のなかから、才能を引き出してあげるのも院長の役目だと思う。そのためには、スタッフにも愛をもって接する必要があるわけです。私は、それが本当に大事だと思っています。

康本 自費率3割のための画一したシステムは存在しません。地域や診療形態、患者層や治療技術の習熟度によっても違ってきます。この座談会も参考に、各医院が独自のシステムを構築していただければよいと思います。

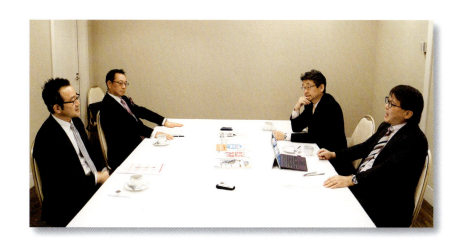

POSで患者さんへの最高のケアをお手伝いします
new Opt.one 登場！！

POMR
患者さんにも優しいカルテ

基礎データ
主訴、既往歴、病歴、診察所見、検査データなど

問題リスト
基礎データから得られた患者の問題

初期治療計画
問題リストで取り上げた問題に対する治療計画

経過観察
SOAP形式で記載された問題の経過状況

- **S** (Subjective) 患者さんから提供される主観的情報
- **O** (Objective) 医師や他スタッフが明らかにした客観的情報
- **A** (Assessment) 医師や他スタッフの評価、診断、考察
- **P** (Plan) 治療やケアの計画

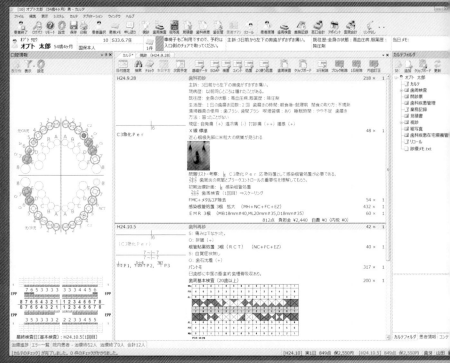

患者さんも納得、安心
患者提供文書はPOMRによる的確な診療情報から自動的に作成されます。さらに、カルテに記録された専門用語が患者さんに理解しやすい言葉に置き換えられ、よりわかりやすい文章となって発行されます。

インフォームドコンセントの内容も記録
検査画像やコンテンツ画像を使って患者さんにわかりやすい治療説明を行なうだけでなく、それらを治療説明を行ったエビデンスとしてカルテに記録することができます。

衛生士業務記録でも高品質医療を実現
業界初のSOAPIE形式の衛生士業務記録簿を搭載。記録に多くの時間を要する業務記録簿もSOAPIE形式による一貫性のある論理構成で素早く作成できます。診療記録として重要なカルテとの整合性も確保されます。

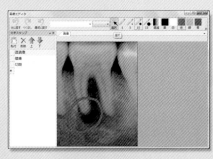
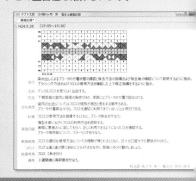

開発・販売元　株式会社オプテック
URL: http://www.opt-net.jp　　歯科SOAP　検索

本社
〒101-0052 東京都千代田区神田小川町2-1
シンコー・ミュージック・プラザ 5F
TEL 03-6903-2611　　FAX 03-6903-2612
URL: http://www.opt-net.jp　Mail: info@opt-net.jp

大阪営業所
〒542-0081 大阪市中央区南船場3-6-25
IBC心斎橋east8階 1003
TEL 06-6121-6333　　FAX 06-6121-6555

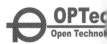

自由診療で患者さんの期待とニーズに応える⑥

子どもの成長に総合力で寄り添う歯科医院を目指す

宮崎県 宮崎市・矯正・小児 ひまわり歯科

乳幼児期において、定期的な予防管理の重要性は認知されつつあり、乳幼児期からのう蝕の予防管理がうまくいき始めると、次の問題は歯並び・噛み合わせとなる。
包括的な予防管理を続けていく目的を明確に示し、医院の総合力を上げることで信頼を得て、成長の時間軸にそった最適な医療、情報を提供することができれば、自由診療であってもその価値を十分理解していただけるであろう。

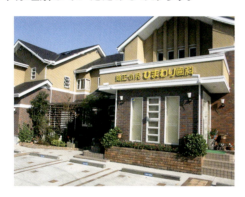

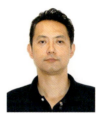

柿崎陽介
Yosuke KAKISAKI

医院の総面積 565㎡
ユニット数 16台
スタッフ数と内訳
歯科医師4名、歯科衛生士12名、歯科助手・滅菌担当5名
受付3名、保育士1名、歯科技工士1名
計26名

1日の平均患者数 100名
診療時間 平日、祝日／9：30～13：00、14：30～19：00
　　　　　　休診／日、木、第1土曜日

ホームページ http://www.himawari-d.com

包括的な予防管理の必要性

　小児期においては、定期的な予防管理の重要性が認知されつつあり、う蝕予防のために定期的に受診されるケースは多くなっています。乳幼児期からの予防管理がうまくいき始めると、次の問題は当然歯並びと噛み合わせになります。

　この定期的な予防管理の要望にしっかりと応えられる医院の体制作りは重要で、次に出てくる歯列不正の問題をカバーできる体制があれば、自由診療である歯列矯正を選択される割合は必然的に高くなります。いわゆる1期治療（咬合誘導）の部分まで自院でカバーできれば、自費率はすぐに3割を超えます。歯列拡大や部分的な叢生の改善をシステマティックに学び、そして可能ならば矯正専門医との連携がとれれば、術者も患者さんも安心して歯列矯正に取り組めるでしょう。当院では、1期治療を開始した患者さんの80％以上は、2期治療へは進みません。

　歯並び・噛み合わせの不正は、審美的な問題に加えて、機能的な問題も大きいと思います。当院を受診される「歯並び相談」の患者さんのほとんどは、審美的な問題で受診され、機能的な問題については気がついていません。食生活習慣の聞き取りのなかで、こちらから指摘することで多くの方が機能の問題に納得されます。そして、きちんと噛めていない子どもは、栄養摂取の点から将来的に多くの問題をかかえることになることもお伝えします。

　患者さんに何を目標に予防管理を続けていくのかを明確に示し、その必要性を理解していただければ、小児歯科部門は、子どもの健やかな成長に寄りそうパートナーとして、定期的な包括的予防管理を受け入れてもらえるのではないでしょうか。現代の食生活環境では、セルフケアだけでう蝕予防、歯列不正の審美的、機能的な問題をクリアするのは難しいと思います。歯科医院で行う、乳幼児期から始まる包括的予防管理が、生活習慣病予防ともなり得ることを、食のことも含めて提案しています。

乳幼児期からの生活習慣病予防

　矯正・小児歯科である当院では、診療内容は主にう蝕治療、メインテナンス、矯正治療の3つです。う蝕治療の処置内容は、子どもが中心なので比較的単純で、短期間でメインテナンスへ移行します。メインテナンスは、歯科衛生士担当制にして、長期的な予防管理ができる体制を整えています。小児歯科診療は、そのほとんどが保険診療です。自由診療はほぼ歯列矯正のみですが、メインテナンス率が上がると矯正治療を選択する患者さんも徐々に増えてきています（**図1**）。

　矯正治療に関しては、「歯並びが気になる」が圧倒的に多い主訴ですが、前述のように、当院では機能に関する部分も重視しています。当たり前の話ですが、前歯の叢生や過蓋咬合、開咬、反対咬合などは、ほとんどのケースで前歯部の機能不全を伴います。つまり、前歯で食べ物が噛めないのです。これは保護者も気がついていないこ

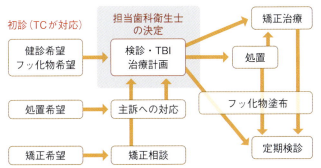

図❶　当院の診療システム。基本的に受診者全員をメインテナンスへ移行させる

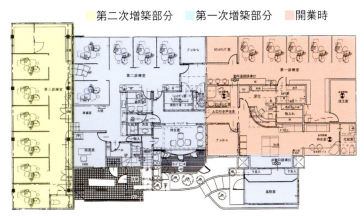

図❷　医院見取り図。およそ7年ごとに増築し、メインテナンス患者の増加に対応している

とが多いです。偏食の原因になりますし、さらに将来的に咬合状態を悪化させる原因になると考えます。前歯で食べ物が噛めない子どもの多くは、炭水化物、脂肪を取りすぎる傾向が強く、よく噛まないために濃い味を好むようになり、栄養摂取、栄養バランスの観点からも問題を生じやすくなります。昨今は、小児成人病も問題になってきています。歯並び・噛み合わせは生活習慣病にも関連することを理解してもらい、包括的予防管理の重要性を伝えます。

　メインテナンス中の患者さんに関しても、上顎4前歯萌出の時期に必ず歯列矯正に関する希望を伺います。もちろん無理に矯正治療を勧めることはありませんが、定期的なメインテナンス中はとくに適切な時期に必要な処置の情報提供を行わないと信頼を失います。

ユニット2台からのスタート（図2）

　当院は、1999年、2台のユニットで開業しました。コネも何もない場所での開業でしたので、当初は患者さんが1日3〜5人の日々が続きました。矯正歯科と小児歯科

での開業でしたので、スロースタートは予想しておりましたが、かなり不安な毎日を過ごしました。開業時よりとにかくメインテナンスの重要性について説明し、う蝕予防と必要な歯列矯正の介入による口腔成育を目指していました。

現在、宮崎市では、就学前までの医療費は無料ですが、当時は乳幼児の医療助成が3歳未満までだったため、治療ができる年齢の4、5歳できっちりと治療を行うと、乳幼児加算もあるため、レジン充塡の一部負担金が数千円になることもあり、「あそこは高い」と噂されるようにもなりました。しかし、それでも定期管理の重要性を説明し続け、ゆるやかではありますが患者さんが増えていきました。

しばらくの間は、治療の説明、施術、治療後の注意事項まで、多くの部分を院長である私が行っていましたが、時間の制約もあり、丁寧な説明が難しくなり始めたので、歯科衛生士やトリートメント・コーディネーターに役割を分担させるようになりました。

歯科衛生士の力を上げる

予防管理型の医院をつくるためのキーパーソンは、なんといっても歯科衛生士です。

開業後、しばらくすると患者さんの数は増え始めましたが、治療がほとんどで、メインテナンスへ移行してくれる患者さんは多くはありませんでした。そこですべての来院患者さんを担当制にして歯科衛生士ごとに責任をもって管理する体制に変更しました。担当する患者さんの兄弟や保護者も同時に担

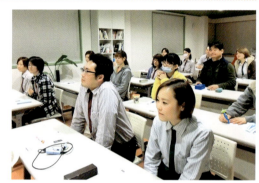

図❸ 研修会の様子。院内で定期的に他職種も含めた外部講師による研修会を行っている。他院スタッフも参加する

当します。そしてその方からの紹介の患者さんも、基本的に同じ歯科衛生士が担当するため、家族、親戚、友達などと輪が広がっていきます。家族単位で接することができると家庭環境の状況が把握しやすく、その家の子育ての状況が見えてきます。多くの家族から頼られることは、担当する歯科衛生士にとってもやりがいのある仕事になります。

歯科衛生士を担当制にして数年で、医院の信用を超えて、歯科衛生士一人ひとりの信用で患者さんが来てくれるようになりました。当然ながら歯科衛生士としても信頼を裏切らないための努力が必要になりますので、院内外の勉強会にも積極的に参加していただきます（図3）。

スキルアップのため、院内では毎週1時間半の勉強会の時間を設け、症例検討会と抄読会（輪読会）を実施しています。輪番制なので定期的に自分の患者さんのことを

見直し、うまくいっていないケースは症例検討会でアドバイスを受けたりします。とくに新人には、始めに続けて10症例の発表（治療計画）を義務づけています。

小児のメインテナンスは、患者さんが信頼してくれて、継続して来院してくれることではじめてうまく回り始めます。メインテナンスを継続することで、成長の時間軸に沿った必要な情報を、必要なときに提供することが可能となります。

子どもたちの健康のためのう蝕予防と、機能不全にならないための歯並び・噛み合わせ不正の予防。これが将来の健康の基礎となっていくことを、時間をかけて説明し、理解していただきます。

このように健康を守り育てる歯科医療を実践していくなかで、矯正治療も選択されるようになってきます。矯正治療は審美のためだけではなく、歯・口腔の適正な機能を育てるため、子どもの健やかな成長のために選択されるべき治療です。

トリートメント・コーディネーターの役割

当院では、患者さんへの説明はまずスタッフが行いますが、そのほとんどを、歯科助手を兼務しているトリートメント・コーディネーターが行います。とくに「歯並び相談」に関しては、担当歯科衛生士が行うこともありますが、「歯並びコーディネーター」（日本成人矯正歯科学会認定）を受講したトリートメント・コーディネーターが行うことが多いです。

まず、患者さんの口腔内を撮影し、プリントアウトします。そして、カウンセリングルームにて「歯並び相談」用プレゼンテーション、リーフレット、サンプルなどを用いて順序よく、一通りの説明を行います。その後、歯科医師から重要な点の確認を行い、「歯並び相談」を終了します（**図4**）。

診療の合間に時間を気にしながら始めから歯科医師が説明するよりも、気軽に質問できる「歯並びコーディネーター」からの説明のほうが、患者さんの頭の整理もできて、本当にいま必要な治療を理解していただけているように思います。歯科医師が要点の確認のため「歯並び相談」に同席しても「十分説明していただきました」と言われることが多いので、情報伝達はしっかりできていると思っています。そして、口腔内写真とリーフレットを持ち帰ってもらうことで、ご自宅での検討材料、家族への説明材料として活用していただきます。リーフレットには担当した「歯並びコーディネーター」が署名を行い、後からの電話での問い合わせなどにも確実にお答えできる態勢をとっています。

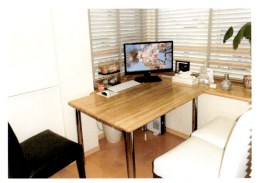

図❹　カウンセリングルーム。4部屋あり、「歯並び相談」や健診後の説明は基本的にここで行う

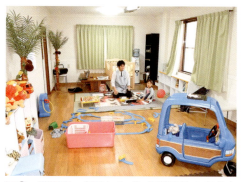
図❺ 託児室。自院ならびに提携医院の患者さん、医院スタッフの託児に使用している

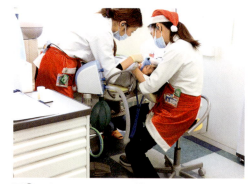
図❻ クリスマスの2日間はスタッフもクリスマスカラーで雰囲気を盛り上げる

保育士が支える

　当院には託児ルームがあり、保育士が常駐しています（**図5**）。

　矯正治療は、通常2年程度はかかります。成人の矯正治療の患者さんのなかには、育児休暇中に矯正治療を始められる方や、途中で出産される方も少なからずいらっしゃいます。そんなとき、保育士がいると、子どもの預け先を考えるという大きな手間を省くことができます。

　また保育士は、託児がないときは院内をまわり、兄弟の治療を待っている子どもや緊張のとれていなさそうな子どもに、待合室で声かけを行い緊張をほぐして診療室へ誘導してくれます。こうして小さいときから恐怖感なく通院してくれる子どもたちが増えていくことで、安心して任せてもらえる信頼感を醸成し、大きな健康への投資である矯正治療を受け入れてくれる素地を作っていってくれます。

　また保育士は、他のスタッフと協力してさまざまなイベントの企画も行っています。恐怖心の強い子ども対象のお仕事体験イベント「チャレンジキッズ」や院内探検、七夕には待合室に竹を飾り、子どもたちが思い思いの願いを書いた短冊を飾ります。ハロウィンでは、医院内の装飾に加えて仮装したスタッフによる特別診療日も設け、クリスマスも同様にサンタやトナカイが診療室で子どもたちを出迎えます。いまではイベントの日を狙って予約を入れる方もいらっしゃるほど定着してきています（**図6**）。これらは直接収入に結びつくわけではありませんが、地域のなかで親しみやすい歯科医院となることは、定期的な予防管理を任せていただくための重要なファクターになると考えています。

総合力を上げるために

　当院では各種委員会、プロジェクトを作って医院運営を行っています。委員会はそれぞれ年齢も経験も職種も違うスタッフで構成し、決定権をもつ委員長が仕切ります。

> **医院運営のために必要な仕事の役割分担**
>
> 育成会（法人）理事会
> 運営委員会・環境整備委員会・広報委員会・
> 学術委員会・材料管理委員会・
> 地域保健委員会・厚生委員会・社保医療管理委員会・
> 受付業務報告会・矯正診断会・定例勉強会・
> 総務委員会（写真・模型整理、IT関連）
> スタッフの自立をうながし、
> **責任**と**権限**のある仕事をしてもらう

図❼　委員会。医院運営に必要な仕事を割り振り、組織内の自分の役割を認識してもらう

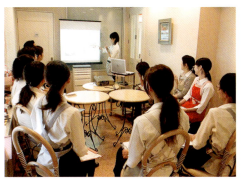

図❽　ミーティング。症例検討会や抄読会・各種委員会は基本的に就業時間内に行っている

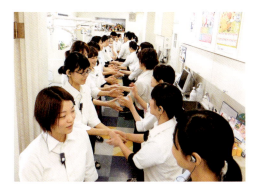

図❾　朝礼、終礼では申し送り事項の確認の後、黙想と全員握手でお互いのコンディションを確認しあう

　スタッフは、いくつかの委員会に、あるときは委員長、あるときはメンバーのひとりとして参加します。それぞれほぼ毎月委員会を開き、定例の報告やプロジェクトの進行状況などを確認し、臨床現場へのフィードバックを行います。この活動のなかで、それぞれのスタッフは医院の運営にどういう役割でかかわるのかを確認でき、そして自主的に行動を起こすことが求められます。スタッフは、診療室での患者さん向き（外向き）の仕事と医院運営に関する内向きの仕事を併せもち、お互いを尊重しながら仕事をしています（**図7、8**）。

　また、総合力で勝負するためには、スタッフの力を底上げしていかなければなりません。医院スタッフの多くは女性です。女性が働きやすいと感じる条件は「職場の雰囲気」や「人間関係」です。プロフェッショナルとして働きながらお互いの気遣いができる職場環境を目指したいと思っています。

　スタッフ間のコミュニケーション環境向上のひとつとして、毎日の朝礼では、情報伝達の後に、全員握手を行います（**図9**）。スタッフ数が比較的多いこと、昼食が一部交代制であること、歯科衛生士がユニットごとの担当制であることなどから、1日

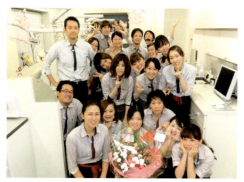

図❿ 誕生日には、医院からの花束と他のスタッフからのメッセージとプレゼントがある

ほぼ顔を合わせないスタッフも出てくるため、1日の初めにお互いの存在を確認し、笑顔で握手を交わすことでエールを送ります。昼食は一列に並んだテーブルで顔の見える位置でとります。診療室ではできない他愛のない会話や、仕事に関する悩みなども相談しているようです。食後はそれぞれ仮眠をとったり、ネットで盛り上がったり、読書をしたりと思い思いの過ごし方で休憩をとります。仮眠室、マッサージ機能付きユニットなども人気です。診療後の終礼のときもまた、全員握手で終わります。診療でイライラしていても最後に（無理矢理でも）笑顔で握手をするとなぜかほっこりとして和やかに終われます（私だけかもしれませんが）。

その他、年に4回「1品持ち寄り弁当の日」を開催しています。私も含めたスタッフ全員が2、3人分のご飯や料理、デザートを持ち寄り、みんなでビュッフェ形式で食べます。料理は必ず自分で調理したものを用意し、それぞれ料理の紹介をしてからいただきます。毎日は料理をしないスタッフも多く、お互いのレシピや、料理のエピソードなどで会話が弾みます。

年間のイベントとしては、ボウリング大会、研修旅行（4泊）、デイキャンプなど、おせっかいなイベントをたくさん用意しています。それぞれ違ったチームを作り共同作業をしたり、競い合ったりしています。これらもすべてスタッフ間のコミュニケーションの向上に役立っていると思います。

総合力でつくる未来型歯科医院

医院の総合力を上げることで患者さんからの信頼を得て、患者さんの人生の時間軸に沿った最適な医療、情報を提供することができれば、自由診療であってもその価値を十分に理解していただけるのではないかと思います。

当院ではとくに子どもたちの成長に寄り添い、家族単位で健康への意識を高めていただき、成長の各ステージで出てくる問題をできるだけ早期に解決し、包括的予防管理に取り組んでいきたいと思います。乳歯列なのに叢生、過蓋咬合、下顎後退、先天性欠損、口呼吸などのある方は年齢が上がると問題が大きくなります。しっかりと機能する歯と口をつくることができれば、呼吸、咀嚼、味覚、栄養のことなど多くの口に関連する問題に対処することができます。われわれにはできることがまだまだたくさんあります。豊かな人生を築くためのパートナーとして、存在を認識してもらえる未来型歯科医院になりたいと思います。

自由診療で患者さんの期待とニーズに応える⑦

失敗は大きな学びとなる。
成功と失敗の歴史

東京都 品川区・医療法人社団 Y&Y **オリーブ歯科**

13坪ユニット2台からスタートし、9年経った現在では、ユニット6台、スタッフ18名のクリニックになりました。一見順調に見える医院経営ですが、実は大きな失敗を経験しています。それを学びとし、その時支えてくれたスタッフたちの力添えがあって、現在のオリーブ歯科があります。
そんな成功と失敗の歴史を綴ってみました。

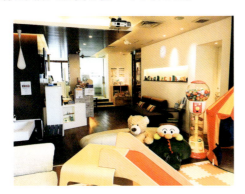
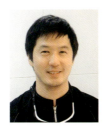

安藤如規
Yukinori ANDO

医院の総面積 152.51㎡
ユニット数 6台（診療用3台、予防用3台）
スタッフ数と内訳
歯科医師5名（常勤4名、非常勤1名）、歯科衛生士4名、
歯科助手・受付7名、非常勤事務長2名
計18名

1日の平均患者数 約60名
診療時間　平　日／9：00～13：00、15：00～20：00
　　　　　土・日／9：00～13：00、14：00～18：00
　　　　　休診／祝

ホームページ http://www.olive-dc.com
facebook https://www.facebook.com/olivedentalclinic

当院は、JR山手線と地下鉄、私鉄を含め4路線が乗り入れる、目黒駅前ロータリーに面したビルの7階にあります。1階にはマクドナルドがあり、その横にある当院の置き看板が認知度向上に一役買ってくれています。周囲には歯科医院が多く存在し、いわゆる歯科医院激戦区といわれる場所です。大企業がある一方、中小企業も多く、お勤めの傍ら通院される患者さんは多種多様です。また、お近くにお住まいの方も、お子様のいるご家族から一人暮らしの方までさまざまです。そんななかでもここ最近はお子様やそのご家族の方が多く通われ、地域密着型の歯科医院になりつつあります。

13坪・ユニット2台からのスタート

　開業した頃は、同じ目黒にある義父の診療室を週2回手伝いながら、残りの日は矯正専門歯科での勤務医と、矯正バイトといわれる出張を数軒掛け持ちして生活をしていました。しかし38歳になり、自分の思い描く診療室を創りたい、ユニット1台でも構わないので早く開業したいという思いが日に日に強くなり、たまたま信号待ちで見つけた目黒駅から徒歩2分の13坪の空きテナントに申し込み、2005年9月にユニット2台で開業しました。当時、義父の診療室で担当していた患者様は非常に少なく、ゼロからのスタートといってもよかったと思います。

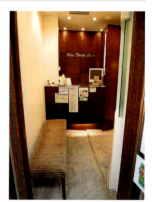

図❶　旧クリニックの受付

当然患者数に応じて診療報酬も低空飛行を続けていましたが、自分の診療室をもてたことが嬉しくて毎日夜遅くまで、用もないのに診療室で過ごす日々が続きました。

　徐々に患者様も増え、スタッフも増えてきた2006年8月、親戚である中野浩輔先生が代表を務める「Doing」と出会い、お誘いを受け、会員になったのが一つの転機です。いままでマネジメントなどあまり意識して診療を行っていなかった私には、すべてが新鮮で、毎月送られてくる冊子を穴が開くほど読みました。ホームページを変えてみたり、紹介された本を片っ端から読んでみたり、自己啓発の講師を毎月呼んでセミナーやスタッフ面談をしてもらったりと、すべて中野先生に影響され真似をし続けていました。おかげさまで気がついてみれば院長室を近所のマンションに移し、ユニットを3台に増やし、勤務医を雇い、患者数、売上ともに右肩上がりに上昇していきました。

予防歯科との出会い、そして駅前に拡張移転開業、法人化

　患者数が増加してきたことは本当にありがたいことでしたが、ただ診療に追われる日々で疲労もピークになってきた2009年11月、もう一つの転機が訪れました。東京デンタルショーで聴いた、柏の葉総合歯科の康本征史先生の予防歯科セミナーでした。患者にとっても医院にとっても、こんなによいシステムがあるのだとそのとき改めて知らされたのでした。そこで、予防歯科をやりたいという気持ちが芽生え、早速駅前

の現在のテナントを見つけ仮予約までしました。その12月には浦和の清水裕之先生の予防歯科セミナーを聴き、予防歯科をやるために移転することを決意しました。

翌2010年3月には異例のスピードで移転し、47坪ユニット6台の移転開業となりました。勤務医や歯科衛生士の増員など、規模の拡大に伴って売上はあるところまでは上がっていき、2011年9月に医療法人化をしました。ただ売上が上がってもほとんど通帳にお金がたまっていかない現実も感じていました。いま思うと「どんぶり勘定」でした。歯科衛生士が5人で受付が1人、歯科助手業務はすべて歯科衛生士が行い、キャンセル対策なども一切していませんでした。この後、会計の勉強をした私は利益が残っていない苦しい現状の訳を知らされるのでした。

財務の見直しとオープンブックマネジメントの失敗

オープンブックマネジメントは、2011年末に一度失敗をしています。その年は東日本大震災の年で、秋には医療法人化することも決まっていました。震災後、しばらく売上も低迷しているなか、私はあるセミナーに参加しました。埼玉県春日部市で開業の内田格誠先生が講師の、ビジュアル財務を利用した会計セミナーです。そこでストラック図を使いながらわかりやすく会計を学びましたが、そこでわかったのは、私の経営がいかにどんぶり勘定で、いかに利益を上げていないかでした。患者も増えて売上も上がっていたはずなのに、なかなかお金が残らないのが不思議でしたが、その原因がはっきりしてきました。売上に対してあまりにも高い経費、とくに労働分配率が高く、逆にいうと、スタッフ数に対し、あまりにも少ない売上だったのです。

早速スライドを作り、月1回、半日かけて行うロングミーティングで会計について解説し、ストラック図に半年間の当院の実績を入れてオープンブックマネジメントを試みました。いまの財務状況を見せいかに利益が上がっていないかと、法人化をするにあたって社会保険などの医院負担が増えるため、いまのままではとてもやっていけないから「もっと頑張れ」と言ってしまったのです。完全に「私 vs. その他全員」の図式です。結果は、歯科衛生士が6人中5人、勤務医も2人中1人、そして歯科助手も2人中1人が退職を申し出ました。つまり歯科衛生士、勤務医、歯科助手が1人ずつ残っただけでした。2012年初めのことです。当院にとって最大の出来事でした。

この当時はまだ「何のために」利益を上げるかは伝えていませんでした。スタッフを守るためにも医院の利益は絶対に必要なのですが、それをきちんと伝えなかったため、スタッフには「私のために利益を上げろ」と聞こえたのです。いま思えば当然のことで、お釈迦様に蜘蛛の糸を切られたのでした。

幹部会の発足

退職希望のスタッフにはお願いをして、何とか退職時期をずらしてもらい、段階的にやめていくことになりました。その頃、白金の園延昌志先生のクリニックに見学に

行き、取り入れたのが幹部会でした。園延先生のクリニックでは、毎週幹部会を開き経営戦略会議をしていると聞き、早速真似をしてみました。幹部は残った勤務医、歯科衛生士、歯科助手と院長の私の4人です。院長に言いたいことは幹部会で言い、私も幹部に注意することは幹部会で思う存分言います。そのうえで、幹部はスタッフの前では最大限院長を立て、私はスタッフに「幹部の言っていることは僕が言っているのと同じだと思ってほしい。私と同じ権限と、同じ責任がある」と話しました。幹部会を重ねていくうちに、いままであった「私vs.その他全員」の図式ではなくなっていくのが肌で感じられるようになりました。

　幹部が私の気持ちをわかってくれ、私の気持ちを代弁してスタッフに伝えてくれているのが目に見えてわかりました。その後、勤務医、歯科衛生士、歯科助手と徐々に人数も増え診療も落ち着いてきた2012年6月、約半年間休んでいたロングミーティングを再開しました。私、幹部、スタッフとのまとまりが出始めた2012年11月に、再び会計と売上目標の話をしたいと幹部会で提案したところ、幹部の1人である勤務医から「売上目標を話すだけでは、去年と同じことになりますよ。なぜ売上が必要なのかを話した方がいいですよ」と言われました。いま考えるとこの一言が大きな転機でした。そしてミーティング迎えることになりました。

転機となったミーティング（理念経営への転換）

　2012年11月と12月の2回に分けて「オリーブ歯科の将来像について」と題して理念を共有するため、以下のような内容で話をしました。

「目的・理念（ミッション）」

　目黒の地で予防歯科を通じて地域医療に貢献すること。そして働くスタッフが仕事を通じて医療人として、仕事をするプロフェッショナルとして、1人の人間として自律し成長すること。

「ビジョン（展望・未来像）」

　患者様・スタッフ・オリーブ歯科の3者が成長し続ける医院づくりをし、さらに社会貢献をする。患者様はオリーブ歯科にかかわることによって健康で幸せな生活を手に入れる（QOLの向上）。働くメンバーは医療人、仕事のプロ、1人の人間として成長する。オリーブ歯科は医院の質（医療レベル）と量（規模や経済）が向上する。それが地域の人たちを健康にするとともに、健全な経営によってメンバーの給与や医療法人の利益から納税という形でも社会貢献する。そのため自分1人の利益のためでなく、社会貢献（与えるもの）とビジネス（還ってくるもの）のバランスを取りながら一人ひとりが当事者意識をもって行動する組織をつくる。

「(数値目標)＝「目標（数値目標）」

　上記のミッションとビジョンを実現させるために必要な数値目標。現在の財務状況をストラック図で示し、3ヵ月後、6ヵ月後の売上目標を発表。日報や月集計表を張

り出し、本格的にオープンブックマネジメントを始める。

「計画・実行（目標を達成するための手段）」

自主性と当事者意識づくり、そして売上を上げるためにプロジェクトを立ち上げ実行する。

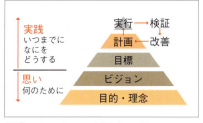

図❷　ミッションピラミッド

このミーティングで売上目標を提示するとともに、毎日日報としてその日の来院数や売上データ、月の集計、3ヵ月平均を張り出すようになりました。オープンブックマネジメントの本格始動です。未来は現在の積み重ねです。まずは現状を全員が把握し、自分事、つまり当事者としてとらえてもらう第一歩でした。

各種プロジェクトを作る

2012年末のミーティング以降取り組んだことに、各種プロジェクトがあります。これは「矯正」「ホワイトニング」「物販」のメインプロジェクトと「フェイスブックページ」などのミニプロジェクトです。重要度が大きいものから小さいものまでいろいろですが、トップダウンではなく各プロジェクトが自立し、それに参加したスタッフに自主性と当事者意識、そして仲間意識をもってもらうのが目的です。いままで何の役職もなかった新人にも、簡単なプロジェクトを任せることで成長してくれることを期待して始めました。

図3は「オリーブ歯科プロジェクト構成図」の最新版です。感覚的に自分の立ち位置を意識してもらうため、なるべく文字は使わずに円を用いて図にしました。円の大きさや色の濃さがプロジェクトの重要性を表し、円が大きく、色が濃いものは重要性が高く、重要性が少なかったり役目が一段落したものは円を小さく色も薄くしました。各プロジェクトのなかでリーダーとなるスタッフは、大きな円にしました。どのスタッフも複数のプロジェクトに配属され、新人も簡単なプロジェクトのリーダーになることもあります。そのなかで達成感や成功体験が得られるような仕組みを作りました。

「矯正プロジェクト」

矯正プロジェクトでは、まずは既存の来院患者の不正咬合をチェックしなおして、矯正治療が必要な患者様に対して矯正カウンセリングができるように、勤務医と歯科衛生士に矯正の基礎と診断をスライドを使用して私が徹底的に教える。その後は各担当の患者様の状態を矯正チェックシートに記入し、院長チェックを受けるための矯正症例検討会を行う。また、母親向けに「歯並び教室」を開催する。

「ホワイトニングプロジェクト」

歯科衛生士が中心となってパワーポイントで患者様向けにホワイトニングの説明用スライドを作る。それを使って患者様にホワイトニングを伝える。伝え漏れがないようにホワイトニングチェックシートに記入する。

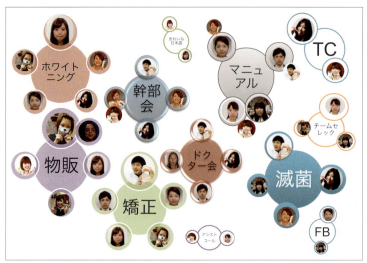

図❸　オリーブ歯科プロジェクト構成図

「物販プロジェクト」

　本を読んだり、TEDの動画などでマーケティングを勉強する。デンタルグッズを売ることで直接的な利益を得るのではなく、患者様とオリーブ歯科の関係性を構築し、治療がなくても来院するきっかけになるような繋がりを作り、当院に来院し続ける患者様をたくさん増やす。

アメーバ経営

　アメーバ経営とは、現京セラの名誉会長の稲盛和夫さんが考案し、京セラや、KDDIなどで実践した手法で、その考えの一部を歯科医院経営にも取り入れてみました。各プロジェクトも、各グループの自主性と当事者意識、リーダーシップを構築する目的でアメーバ経営にヒントを得ています。

　勤務医に関しては、2013年11月より、勤務医とのコミュニケーションを図る目的で「ドクター会」を始めました。いつも忙しく働いてくれる勤務医たちに普段よりちょっと贅沢なところで食事をして労をねぎらうためでもありますが、歯科医師として、また将来の院長として必要なことも話しています。そこでよく、ロバート・キヨサキの『金持ち父さん貧乏父さん』（筑摩書房）のマネークワドラントの図を見せます。「歯科医師として一生に働く時間には限りがある。その時間をどう使うかは自分でマネジメントしていく必要がある」と話しています。保険診療をして働いた時間に応じて給料をもらっていたら、たくさん稼ぐには働く時間を延ばすしかなくなります。それでは図4の左上の単なる従業員になってしまいます。そうではなく「限られた時間のなかでたくさん勉強し、トレーニングを積み、よい治療をするために時間を使い、診療では、ただ手を動かすのに時間を費やすのではなく、ちょっと手を止めてでもきちんとカウンセリングをしてよい治療を知ってもらい、それに対しての正しい対価をいただいて患者様の利益とともに自分の生活も豊かにしていってください」と話しています。

保険診療＝診療回数60回（60人）
患者単価6000円×60人＝36万円

自費補綴＝診療回数9回
（コンサル、印象、セット×3人）
患者単価12万円×3人＝36万円

成人矯正セット＝診療回数0.5回（2日に1人）
患者単価80万円×0.5人＝40万円

左側	右側
E Employee 従業員	**B** Business Owner ビジネス・オーナー
S Self Employee 自営業者	**I** Investor 投資家

図❹　同じ診療報酬を得るのに費やす時間の比較

　ドクター会では、医院に張り出す数字とは別に「成績表」と称して各勤務医の保険、自費の売上のほか、技工料、自費率、粗利率、売上全体比などを渡しています。ここで、ストラック図などを用いて経費の話もします。2014年4月からは、勤務医の給与の制度を変更しました。計算方法は、自費と保険を区別せず、総売上から総技工料（金属代含む）とカード手数料を引いた金額に歩合率をかけています。明確にその診療報酬にかかった経費を引いた粗利を計算の基本としました。損益分岐点の考え方も取り入れ、粗利が一定の額を超えると歩合率も上がります。これにより技工料の意識が強くなり、形成でテーパーやクリアランスが大きすぎると金属を多く消費することも他人事ではなくなってきます。

　また、自分で技工所を選んで利用してよいことにしました。安くても適合が悪く再作製が多い技工所もあれば、少し高くても適合がよくチェアータイムも短縮できてストレスも少ない技工所もあります。各勤務医がコストや時間当たりの採算を意識し、経営者感覚を養ってもらうためにもアメーバ経営を取り入れたのです。特別な機材を入れたりセミナーに行ったりしたわけでもありませんが、ドクターの意識も上がり、自費診療は増えていきました。

総合診断（治療のピラミッド：図5）

　アメーバ経営の最大の欠点は、全体の利益よりも個人の利益を追求してしまうことです。当院では、院長である私が矯正医のため、矯正を含めた総合診断によって治療方針を決めていくのが理想だと思っています。勤務医が利益を追求するばかり、自分の得意な治療や短い時間で利益が上がる治療ばかり勧めてしまい、治療の順序がちぐはぐになってしまうと、本来するべき治療ができなくなったりします。

　結果的には患者様によい治療が提供できず医院にとっても不利益になってしまいます。そこで現在は毎週1回「その人検討会」と称して、私と勤務医、歯科衛生士による症例検討会を行っています。もともとは同じ時間に矯正プロジェクトで各担当の患者様の矯正診断をしていましたが、矯正の診断が定着してきた現在は、総合診断をするための症例検討会になりました。そこでは治療の組み立てだけではなく、どのようにしたら患者様の心を掴めるか、私が会話仕立てで演じたり、顧客満足やマーケティングの話を交えて時間を過ごしています。私の診療理念なども繰り返し話すので参加

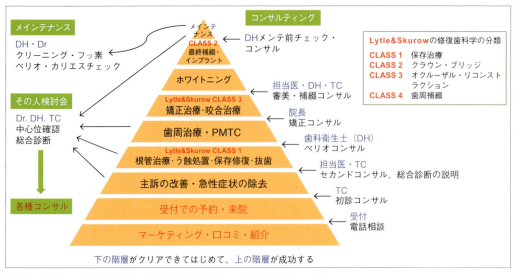

図❺　オリーブ歯科が提供できる歯科医療サービスのピラミッド

しているメンバーもだんだん私のマインドがすり込まれていっているようです。

　そこで使用したツールが「治療のピラミッド」です。プロジェクト相関図と同様に、図を使用しなるべく感覚的にわかるようにしました。患者様が来院するきっかけのマーケティングからピラミッドが始まり、受付や歯科衛生士、歯科医師がどこでどんな役割を担っているのかをイメージしやすくしました。それにより、アメーバの欠点である個人の利益を追求するのではなく、患者様の利益を最大限考えたうえで各担当が自分がやるべきことをし、結果、自分の利益に繋がることを意識してもらっています。

現状と今後の展望

　本文ではあまり触れることはできませんでしたが、当院の強みであり、集患の軸となっているのは、小児歯科、矯正歯科、そして予防歯科です。とくに小児の患者様から一定の支持を得、そのご家族やお知り合いの方が多く来院されています。収益の柱になるのも、保険治療を行う患者様の絶対数となります。数があってこそ、そのなかからカウンセリングを受けて矯正や補綴治療を自費でやっていただける

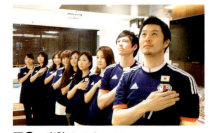

図❻　当院のスタッフ

患者様が生まれるのです。今後は地域にもっといい医療を提供するためにドクターやスタッフの教育と、近隣での分院を含めた拡張計画を考えています。ミーティングで掲げた地域のために貢献する使命を果たすためにも、私たちの成長は必須条件となると信じています。まだ道半ばの私からではありますが、これから開業を目指される先生へのメッセージです。失敗を大いなる学びに変え、自分たちの信じる道を進んでいけば必ず道は開けると思います。

自由診療で患者さんの期待とニーズに応える⑧

私たちが受けたい治療を
私たちが受けたい場所で

大阪府 堺市・ますだ歯科

自分が患者さんになったとき、「どんな歯科医院で治療を受けたいか？」と考えたとき浮かび上がったのが、いまの別棟自費診療ゾーンでした。
上品かつ清純なデザインの診療室で診療を行うことにより、自分自身がこの診療室に見合う歯科医師になりたいと思うようになります。
それが結果的に自費率の向上に繋がっていきました。

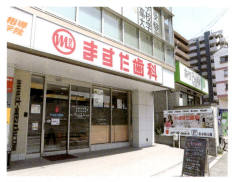

医院外観：地下鉄駅前ターミナル北側徒歩1分（本院）

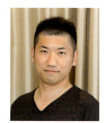

桝田康宏
Yasuhiro MASUDA

医院の総面積 165＋130㎡
ユニット数 9＋4台
スタッフ数と内訳
歯科医師6名、口腔外科医1名、歯科衛生士11名、TC 2名、歯科助手7名、
受付4名、保育士3名、衛生管理4名、歯科技工士2名、事務1名、広報・企画1名
計42名

1日の平均患者数 140名
診療時間 平　日／9：30～12：00、14：30～20：00
　　　　　土曜日／9：30～15：00
　　　　　休診／日・祝

ホームページ http://dc-masuda.com
facebook ますだ歯科

医院の歴史について

　当院は、平成17年2月にスタッフ2人（受付1人・新卒歯科衛生士1人）チェアー3台の居抜き物件でスタートしました。

　最初の2年間は、院内レセプト100枚以下という笑えない時期を何とかクリアし、よいスタッフに恵まれ、その後たくさんのよき指導者に恵まれ、ここまで10年間大きな問題もなく、移転増床などを繰り返してまいりました。

　一時期は院内診療と訪問診療（往診）の比率が20：80くらいの時期もありました。

　自費率3割を目指せ！の前にまずは往診率8割からの脱却！！

　いまとなっては笑い話ですが、①運営ビジョンが定まっていない、②院長に実力がない、③資金がないので設備投資ができない、と、こういった結果を生んでしまいます。

　とにかく院内に患者様がいませんでしたので、月曜から金曜までお昼休みを12時から16時にして、毎日4時間訪問診療に出ていました。

　また、歯科衛生士専門学校夜間部の学生がアルバイトに来てくれていた時期には、朝7時から9時まで院内診療前にほぼ毎日訪問診療の日々。これはデイサービスの利用者さんにとっては、非常に喜ばれました。送迎車のお迎え前におうかがいして、入れ歯調整やむし歯治療などを行うことにより、施設でよい状態のまま1日が過ごせるということでした。こういった「患者様の笑顔」は励ましでもあり、喜びでもありました。

　私は訪問診療が大好きです！　①患者様との距離が近く、20分以上も話しながら診療できる、②患者様の背景や人生も知れる、③医科やケアマネジャーさんと連携を取り、患者様の全身状態を詳しく把握できる、④ご家族様とも仲良くなれる、⑤もともとなるべき「福祉人」としての本領発揮、が理由です。本当はずっと出たいのですが、スケジュール上困難となり、他の歯科医師・歯科衛生士に任せています。

　さて開業2年後、スタッフが3人になりました。

　「3人とも3人姉妹の長女」というスペシャルな逸材が揃い、「長女伝説」がスタート。メンバー皆気立てがよく、とても仲良しで、毎日医院に来るのがとてもハッピーで仕方がありませんでした。

　そこから1年半で、チェアー3台のままで患者様が最高65人に急増、歯科衛生士も2人増え移転に至りました。業務多忙のため、私は訪問診療に出られなくなり、院内にも歯科医師に勤務してもらうようになりました。その歯科医師もとても優し、子どもに人気の歯科医師でした。とにかく人に恵まれています。

　これは私の勝手な持論ですが、「3人姉妹の長女最強論」を唱えています。しかも「B型」なら医療人最強かもしれないです。妻もそうです（笑）。とにかくよく動きよく気づきよくしゃべる。どんどん皆を引っ張りつつも周りとの調和も図ります。皆がい

かによいポテンシャルを保つことができるか、バランスもよく考えてくれます。「私についてこい！」ではなくて、「みんなの背中を押して進める」イメージですね。「1医院に1人」おススメです！

そのころより患者様の対象が医院周辺半径500mの住民の皆様から、半径2kmくらいまで広がったようなイメージがあります。副院長をはじめ、勤務医が皆素晴らしいポテンシャルと治療技術をもっていたというのも大いに関係あります。一気に紹介の患者様が増えました。後から入ってくるスタッフも、皆優秀で素晴らしい才能をもっている人が多いです。なかでも、当院自慢の広報・企画担当は卓越した才知豊かな実力者で、見学にいらっしゃった方が皆驚愕するほどです。本当にありがたいです。

スタッフ30人以下の医院なら、マンパワーでなんとかなります。優れたやる気のあるスタッフ想いのリーダーが2、3人各部門にいますと院長が居なくても十分運営可能です。それが40人超となると、こまめなミーティングや組織化を図る等の、いままでとは違ったオペレーションを組んでいく必要性があると感じています。

医院のシステムについて

当院では、トリートメント・コーディネーターが、カウンセリングルームで治療についてのご説明と将来の展望をお話しし、患者様ご自身に今後の治療プランを選んでいただき進めていきます。

昔は歯科医師がチェアーサイドでX線写真や模型などを用いて、毎回コンサルティングを行っていましたが、現状は患者数増加に伴いそれだけでは対応できなくなっています。もちろん昔ながらのスタイルで歯科医師から直接お話しすることは大切です。実際当院でも若手歯科医師はトレーニングを兼ねてカウンセリングルームで患者様と向き合うことも多々あります。私自身はトリートメント・コーディネーター2名に絶大なる信頼を置いており、私にかぎっては治療時以外患者様と直接話をすることは世間話以外ほとんどなくなってきました。昨秋からはもう1人、アシスタントからトリートメント・コーディネーターへ配置換えします。

大型医院においては、分業化と効率化を推進すべきだと感じています。とくにスタ

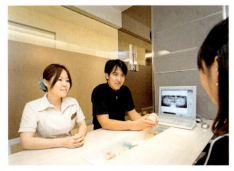 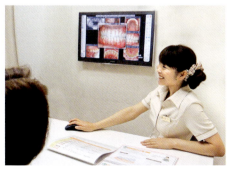

図❶　2名のTCがカウンセリングルームで患者様の想いを傾聴するところから治療がはじまる

ンダードな治療内容を患者様に話すのであれば、ゆっくり時間が取れて、チェアー以外のゆったりと患者様と向き合える環境下で、また歯科医師からよりもトリートメント・コーディネーターや歯科アシスタントの方が患者様の気持ちにより近い気持ちで患者様からの希望を聞くことのできるのではないか、もっと患者様の気持ちに寄り添えるのではないかと私は考えています。

　私の目指すスタンスは「総アシスタント＝総ＴＣ」です。それが歯科アシスタントの地位向上・存在価値の向上に繋がります。

　そのためにすべてのアシスタントに不可欠なのは治療法やその効果について歯科医師や歯科衛生士並みの高い知識とそれをプレゼンする話術と対話能力、そして何より一番大事なことは「医療人としての心」だと考えます。当院では、昼休みは早めに食事をすませ、午後の診療前に25分間毎日勉強会を行っています。

　毎日です。以前は月２回の２時間のミーティングのなかで話をしていましたが、毎日少しずつの方が記憶も高く、成長も確実です。

　内容は治療方法や治療方針について、治療に使う材料について、院長の医院運営に対する想いについてなどさまざまです。

　桝田自身は祖父母も両親も福祉業界の人間です。とくに祖父の影響を幼少時代より受けていますので、自分自身は「医療人」というよりも「『福祉人』が医療を営んでいる」という気持ちで日々診療に取り組んでいます。それが育ててもらった両親祖父母への恩返しではないかと考えたりもします。

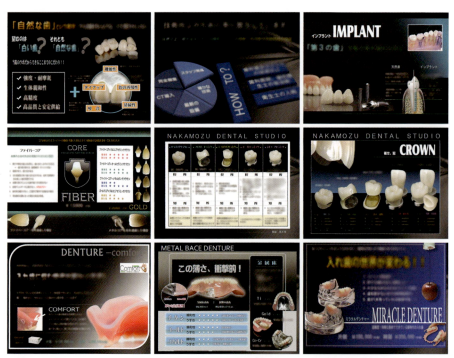

図❷　広報・企画（マーケター＆グラフィックデザイナー）が作成したオリジナルスライドデータ

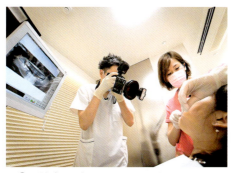
図❸　院内ラボのセラミストがチェアーサイドまでシェードガイドを撮影にくる

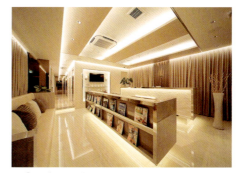
図❹　自由診療用の別棟の待合室

　また当院では、保険と自費で建物を分けて診療を行っています。
　もともとは当然のように一つのフロアで同じように診療を行っていました。保険診療では1チェアーあたり15回転が目安です。自費は保険の延長のようなイメージでしょうか。
　しかし、別棟にしてからは、初診コンサルまたはセカンドコンサル時に、これからの診療内容とそれにかかる期間、費用の説明までを早期に実施、自費診療を選択なさる方は別棟での診療を行えるようになりました。カルテも別々になり、スタッフも管理や移動が大変ではありますが、患者様にとってはたくさんの患者様でごった返すバタバタした診療室よりも、個室で落ち着いてしっかり診療を受けられる環境のほうが、より高い満足度を得られるはずです。
　これが医院コンセプトである、「私たちが受けたい治療を、私たちが受けたい場所で」に繋がりました。
　設計施工は自費診療専門医院を数多く手掛けた超有名デザイナーさんに依頼しました。患者様は違う建物、雰囲気の全く異なる空間で治療を受けることで、いままでの歯科にはなかったVIP待遇に特別感やプレミアムな感覚があり、とても心地よく嬉しいと非常に好評です。
　高品質の治療を提供する以上、サービスを提供する側にとってもそれにふさわしい言葉遣いや振る舞いが必要であると同様に、最高の空間でお出迎えすることも必要ではないかと考えています。

これから訪問歯科診療を始める方へのメッセージ

　超高齢社会に突入するこれからの日本において、「訪問歯科診療」は非常に大切な分野であると考えています。実際私が訪問歯科診療を始めた10年前と比較し、取り組む歯科医師は確実に増えました。しかしそこには、医院の規模や体制によってクオリティーの差がとてもあると聞いたこともあります。
　診療の合間にちょっとご自宅に小さなコントラのみを持っておうかがいし、入れ歯

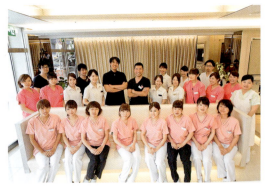

図❺　for you精神で目の前の人を幸せにする

の調整などを簡単に行う「ちょいちょい診療」の時代はとうの昔に終わりました。院内と変わらない器具を揃え、院内と変わらない滅菌・消毒レベルの維持と、院内と同じ水準の治療をどの歯科医師でも提供できるというのが当たり前の時代になってきています。

自費の入れ歯やセラミックなどの審美治療もどんどん行っています。そのためには、ポータブルの診療ユニットと、ポータブルX線装置は必須です。

ある有名な先生から、「「お伺いして診療を行う」のではなく「患者様にご自宅や施設を医院の代わりに間借りして診療させていただいている」という気持ちを忘れないでください」と学びました。まさにそのとおりです。考え方によっては、診療チェアが無限大に増えるイメージです。

注意点は、①靴を揃えて上がらせていただく、②しっかり挨拶する、③部屋を汚したりごみを出したりしない、④ご家族様やケアマネジャーさんと密に連絡を取る、などです。

基本的な接遇マナーを身につけてから訪問診療に出ないと、それらを怠ることにより、医院の価値まで下がってしまいます。スタッフ全員十分なスキルを身につけてから出ることをお勧めします。

患者様からだけでなく、その方にかかわるご家族様やケアマネジャーさんからの喜びも大きい、本当にやりがいのある仕事ですので、ご興味のある先生は、ぜひ、これからどんどん取り組んで、地域医療に貢献していただければ幸いです。

今後の展開

今後の展開として、私どもは院長主導ではなく、勤務医がどんどん率先してよい診療を提供していく環境作りを目指しています。それは自費診療だからよい、というのではなく、保険でもよい治療を目指し、そのなかでさらによいもの（補綴物であればより適合がよいもの・より審美的によいもの）が自費診療と患者様に伝わればよいなあと考えています。

私たちはただ単に治療を受けていただくだけではなく、口腔内をよい状態を保つことにより歯科医療を通じてどんなに素晴らしい未来が待っているかを感じていただきたいと思っています。

これからさらにスタッフ全員の技術と人間力を高め、さらによい歯科医療を患者様に提供できるようになることを私は願い夢見ています。

自由診療で患者さんの期待とニーズに応える⑨

保険診療を重視した当院での
自由診療に対する考え方

岐阜県 岐阜市・まなべ歯科クリニック

当院の診療スタイルは、オーソドックスな保険診療を核に、自費診療は補綴を中心、稀にインプラントや矯正といった、いわゆる世の中に一番多い診療スタイルかと思われます。
本稿が、読者の皆さんの一助になれば幸いです。

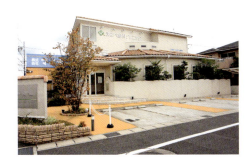 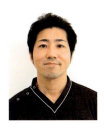

眞鍋圭介
Keisuke MANABE

医院の総面積 386㎡
ユニット数 8台
スタッフ数と内訳
歯科医師3名、歯科衛生士5名、歯科助手・受付6名、
パート保育士2名、パート歯科助手1名
計17名

1日の平均患者数 100名
診療時間 平　日／9：30～13：00、14：30～20：00（水曜日は18：30まで）
　　　　土曜日／9：30～13：00、14：30～17：30
　　　　日曜日／9：30～13：00、14：30～17：00
　　　　休診／木・祝

ホームページ http://www.manabe-dc.jp

まず、読者の皆さんにお断りしておかなくてはならないのですが、当院は「自費率3割」を達成できているわけではありません。当院は、歯周病治療、予防治療、小児治療に重点を置いており、いかに保険診療を中心として歯や歯周組織を保存できるかに注力しています。その診療スタイルゆえ、補綴治療の割合が少なく、メインテナンス患者の占める割合が多く、それゆえ自由診療が出にくい一面があります。

　しかし、そのようなスタイルのなか、全体の売上に対しての「自費率」としては3割を下回りますが、「自費の売上」自体はまずまずのところではないかと思います。そして、メインテナンスの患者を除いて考えれば「自費率」も比較的よいのではないかと思います。

　当院のような診療スタイルの方々の参考になればと思います。

自由診療のパターン

　自由診療は、大きく3つの分野に分かれると思います。

①そのものが保険導入されていない診療

　インプラント、歯列矯正、ホワイトニングなど

②使用する材質や製法が、保険診療と異なるもの

　ゴールド、メタルボンド、セラミック、ハイブリッド、チタンなどによるクラウン、インレーやブリッジ、金属床、シリコン、ノンクラスプ、マグネットなどの義歯など

③保険診療にもある治療だが、あえて自費で行う診療

　自費のみによる歯周病治療、自費のみによる根管治療、自費のみによるCR充填など

　そして、歯科医院の診療スタイルも大きく3つに分かれると思います。

Ⅰ．ほぼ100％自費のみで行っている医院

　インプラント専門の医院、矯正専門の医院、ホワイトニング専門の医院、自費による歯周病治療専門の医院、自費による根管治療専門の医院、自費による予防メインテナンスの医院など

Ⅱ．保険診療中心だが自由診療に注力し、自費の割合の高い医院

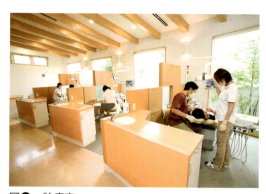

図❶　診療室

　保険診療中心に行いつつ、インプラントや歯列矯正治療、自費による補綴治療を多く行っている医院など

Ⅲ．保険診療の占める割合が高く、自由診療による収益は経営の一助という医院

　保険診療を中心に行っていて、割合は少ないが自由診療に移行していくタイプの医院。または数は少ない

がインプラントや歯列矯正も行っている医院など。

当院はⅢに該当します。そして診療項目は、②を中心に、数は少ないですが①も行っています（③は行っていません）。

読者の皆さんも私のようなスタイルが多いのではないでしょうか。各スタイルにはそれぞれメリット・デメリットがありますが、当院のようなスタイルの医院のメリットは、あくまでも経営は保険診療からの収益により成り立っており、自由診療による収益は、前述の通り、「経営の一助」である点だと思います。つまり、経営を自由診療に頼っていない分、自由診療が少なくても精神的な余裕があり、自由診療が増えればそれはそれで経営の余力に直結し、設備投資や増築・改築、戦略的投資に当てられます。

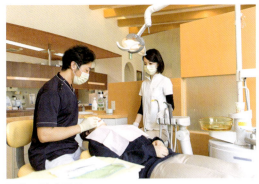
図❷　診療風景

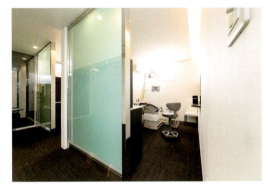
図❸　個室診療室

このスタイルは安全で無理がないため、今後もこのスタイルのなか、少しずつ「自費率」ならぬ「自費からの収益」を伸ばせていけたらと思っています。

当院の概要

当院は、ユニット3台、歯科衛生士1名、歯科助手1名、パート歯科助手1名から始めましたが、来院患者数を増やすことができ、また考え方に共感していただいてメインテナンス患者も年々増えていったため、2013年1月に法人化しました。

当院は、東海地方、濃尾平野の北側に位置する岐阜市の中心、岐阜駅より名古屋とは一駅反対側の「西岐阜駅」から徒歩15分くらいところにあります。岐阜市の西端にはなりますが、名古屋まで電車で30分という利便性もあり、最近は名古屋に勤務する方々のベッドタウンとして、少しずつではありますが若い世帯が増えてきています。

そんな土地柄、駅から徒歩15分ということもあり、電車に乗って来院される方はあまりいません。つまり、完全地元密着型です。そして、ベッドタウン化しつつあるということで、若い世帯が多い地域でもあります。当院では開業当初から若いお母さんの来院を支援する意味から託児を行っており、来院患者層としては若いお母さん・小児を中心に、その家族に多く来院していただいております。地域としては決して裕福ではなく、かといって貧しくもない家庭が多いのではないかと感じております。

つまり、平均的な収入の若い家庭が多く、これからかかるであろう子どもの養育費のことを考えると、自由診療を選択する方は少ない土地柄と予想されます。

そのなかで生まれてくるのは、歯科医師がずば抜けた知識やスキルをもっている方でない限り、やはり特別な自由診療ではなく、オーソドックスなセオリーどおりの自由診療でしょう。当院での自由診療は補綴治療が一番多く、稀にインプラントと矯正治療といった割合です。自由診療が生まれるためには、いうまでもありませんが、患者との信頼関係が必須です。これが成り立っていないと、自由診療はあり得ません。患者との信頼関係の築き方に関しては、患者、歯科医師さまざまですので割愛させていただきますが、当院で用いているアイテムの1つに「コミュニケーションシート」というものがあります。

コミュニケーションシートとは、担当した歯科医師やスタッフが患者と話したことを細かく書き込むシートです。診療内容とは関係のない日常会話を書き込むようになっており、いかにこれを沢山埋められるかが重要だと思っています。当院は、歯科医師を除いて、あえて担当制にはしておりません。それは、患者の情報を皆で共有し、すべてのスタッフがその患者のことを深く理解できるようにする目的があります。また、スタッフのシフトが変わったり退職した際なども、情報だけは残る仕組みになっております。

「夏は終わりましたが、まだまだ残暑厳しいですね」
「急に雨が降ってきましたが、傘を持ってきましたか？　濡れませんでした？」
「先日のご旅行はいかがでしたか？　よい思い出ができましたか？」
「この前のお孫さんの運動会は、天気も最高でよかったですね！」

とにかく当院では、患者といかに診療以外の会話が多くもてるかを重視しています。ですから、患者についたスタッフには、歯科医師がチェアーから離れたら極力患者と多くの日常会話をするようにお願いしています。手本は美容師さんです。それにより、患者がスタッフや歯科医師たちと身近になってもらい、ひいては歯科医院そのものが身近な場所、ほっとできる場所になってもらう狙いがあります。当然、信頼関係は高まりますし、途中離脱の防止や、他の用事が入ったときにも当院との予約（当院では「お約束」と呼んでいます）を優先してくれる率が高まると思います。

さて、そのようにして患者との信頼関係を築いた後は、患者の健康に対する意識や価値観を高めることが必要です。これも奇策があるわけではなく、一番大切なのは診療中、ことあるごとに口腔の健康の大切さを繰り返し、伝えるといったことには

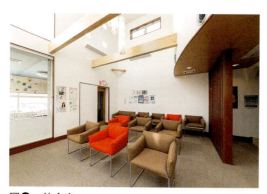

図❹　待合室

間違いありません。それに加えて、伝えたことをあとで復習できるような紙媒体での資料を患者に渡しています。私たちにとっては常識である知識も、患者にとっては初めてのことや難しいことも多いのです。1回や2回の説明では忘れてしまう、もしくは誤解して受け取られてしまう可能性もあります。ですから、くどいくらいの説明や、復習できる資料が必要になります。

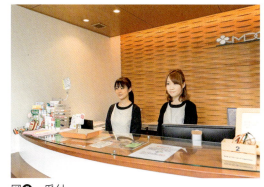

図❺　受付

　そして、自動的に健康感が高まるような仕掛けも院内には必要だと思います。その1つとして、当院では、院内新聞を定期的に発行しています。院内新聞は、興味をもって歯科に関する知識を吸収してもらえるような内容にしています。これを待合室に置いて自由に持ち帰れるようにしたり、診療台の横において治療の合間に見てもらえるようにしています。ちなみに、当院の待合室のテレビやチェアーサイドのモニターでは、テレビや映画は流れていませんし、チェアーサイドに一般雑誌は置いていません。これは、院内では歯科診療に意識を集中してもらえるように、チェアーサイドではスタッフとの会話に集中してもらえるようにといった意図によるものです。

　また、歯周治療まで含む治療を最後まで完全に終了させたうえ、メインテナンス患者を積み重ねるのも重要かと思います。ここまできちんと通院して手に入れた口腔の健康を守っていきたい、メインテナンスに入っているが、もしなにか起こったときは最高の治療をして、現在の健康を守りたいと感じていただくことが重要です。

　そうしてできあがった患者との信頼関係や高い健康感のなかで、自費に対しては一律同じ説明をしています。もちろん、「この症例ではぜひこの治療を選んでもらいたい！」という思いがあるときは、説明に熱が入ってしまいますが、基本的には一律同じテンションでの説明です。

すべての患者に同じ説明を

　当院には、残念ながらまだトリートメント・コーディネーターがおりませんし、今後の課題でもあります。自由診療に関する説明は、歯科医師が中心に行い、稀に歯科衛生士が行っておりますが、そのうえで大切にしているのは、「一律同じ説明」です。しかも、分け隔てなくすべての患者に、です。理由は2つあります。

　1つ目は、患者の健康に関する価値観をこちらが勝手に推測しないためです。「この患者さんは若いのできっと自費の説明をしても受け入れてくれないだろう」、「この患者さんだったら自由診療をやるんじゃないか？」というのは失礼に当たります。また、保険か自由診療か、という選択肢を提示しないで治療するのはしてはならない行

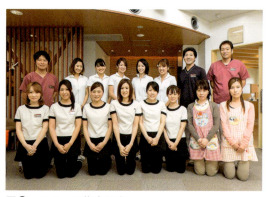

図❻　スタッフ集合写真

為だと思っています。意外な患者さんが自由診療になる場合も多いです。人の価値観はさまざまです。

　2つ目は、よいものはよい、とういう事実があるからです。勤務している若い歯科医師やスタッフのなかには、「自由診療は儲け主義みたいでいやらしくて、患者さんに勧めにくいな」と思うスタッフもいるかもしれません。しかし、それは間違っています。よいものはよいのです。そう思えるように、スタッフ教育では、使う材料や、かける手間ひまによる自由診療の素晴らしさを教えていますし、すべての患者に対して同じテンション、同じ内容で説明を行うことで「儲け主義的」な思いも消えてくると指導しています。

　説明後は、資料とともに一度家に持ち帰ってもらい、その日にはなるべく結論を出さないようにしてもらっています。その場では保険診療がよいと思っていても、家で家族と相談した結果、また一週間よく考えた結果、自由診療がよいとなることもよくあるからです。また、その場の雰囲気に押されて自由診療を決断するのは間違っていると思うため、十分納得してもらったうえで自由診療を決断してもらいたいと思っています。

　そして、よく説明して熟慮してもらったのにもかかわらず、「保険診療で」と決断されても快く「その選択もよいと思いますよ」と言ってあげられることが大切だと思います。歯科医院サイドとしては、「この症例にはこの治療をしたい」といった思いもあり、がっかりすることもありますが、十分な説明をし、治療のメリット・デメリットも理解してもらったうえで、金銭的な問題などからやむを得ず保険診療を選択するといった側面も多いと思いますので、そこは患者の決断を全面的に認めてあげるべきだと思います。そしてその患者には、保険診療でも全力を尽くしてあげ、

　「今回は保険診療になりましたが、これは自由診療と比べると不安な点も多いです。その分しっかりメインテナンスに通っていただき、口腔の健康を維持していきましょう！」

　と話すと、メインテナンスへの動機付けに繋がると思います。「この歯科医院は、保険でも自費でも区別なく全力投球してくれる」といった信頼関係に繋がり、将来、自由診療の患者さんになってもらえるかもしれませんから。

◆　　　◆　　　◆

　最後に、執筆の機会を与えていただいた康本征史先生、ならびにデンタルダイヤモンド社に感謝するとともに厚く御礼申し上げます。

自由診療で患者さんの期待とニーズに応える⑩

スタッフが働きやすい環境をつくり、働きがいを高め、自費率を上げる

大阪府 門真市・医療法人靖正会 **にしさんそう歯科ナカムラクリニック**

夜間診療、土日祝日診療をベースに、多くの患者様に保険診療中心の治療を提供してきたものの、歯科医師を含めたスタッフの離職率が高く、安定してよい歯科診療を提供するのが難しい状況でした。
このままではいけないと思い、スタッフがやりがいをもって働きやすい環境に変えていくと決意し、試行錯誤しながら実行してきた過程と、現在までの結果と考察です。

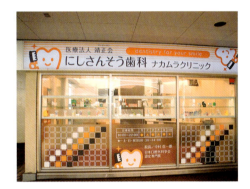
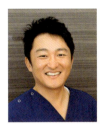

中村信一郎
Shinichiro NAKAMURA

医院の総面積 120㎡
ユニット数 9台
スタッフ数と内訳
歯科医師（常勤5名　非常勤3名）、
歯科衛生士（常勤4名　非常勤2名）、
歯科助手（常勤7名　非常勤11名）、
DCコーディネーター（常勤1名　非常勤1名）、
計　34名

1日の平均患者数 平日80名　土日祝40名
診療時間　平　日／10：00～22：00（火曜、木曜　10：00～20：00）
　　　　　　　土日祝／8：30～14：00

ホームページ http://www.d-5454.com/
facebook 大阪門真市にしさんそう歯科

開院の経緯　～平日22時まで、土日祝日も診療～

　私は、京都大学の口腔外科とその関連病院で8年間研鑽し、日本口腔外科学会口腔外科専門医を取得しました。その関連病院では、歯科医師の当直がありました。深夜、急患対応で当直室から呼ばれると、交通外傷や重症の感染症の患者様以上に、とても急患だとは思えない患者様が多い現実がありました。そこで、多くの患者様の役に立ちたいという思いから、平日は夜10時まで診療、土日祝日、元日も診療するスタイルでいこうと決断し、2008年11月に大阪府門真市で開院しました。

　地域のニーズにマッチしていたのか、開業初月から患者様が途切れることなく来院し、毎日11時間診療で、正月もなく働き続けました。経験年数の浅い勤務医や歯科衛生士も多く採用しましたが、教育する時間をあまり割けないまま、見て覚えてくださいという感じで、溢れる患者様に対応するだけの3年間が過ぎました。2012年1月と11月に2つの診療所を開設し、より忙しくなりました。

　管理業務に追われ、診療に100％力を注げない場面も出てきました。そんな折、歯科医師の退職が相次ぎました。その理由を口伝いに聞き、愕然としました。新米歯科医師にとっては、患者数も多く魅力的な職場であるが、「担当医制でないため、しっかりとした診療ができない」、「3年ほど働いたら、ステップアップのために退職したい」……。歯科助手はやりがいを見つけられず、他業種に転職していきました……。

　モヤモヤしていたころ、「理念」がないと気付きました。

　自分がやりたいことは何か？

　「スタッフのやりがいを一緒に見つけ、ともに成長していくこと」、「患者様の未来のために、よい治療を提供すること」……。

　経営計画書に、自分の思いを書きつづることから始めました。試行錯誤を繰り返しながら、最終的に、「全スタッフの物心両面の幸福を追求する。われわれの提供する歯科医療サービスに価値を感じてくださる患者様からより多くのありがとうを頂くことができる歯科医院になる」という医院理念が誕生しました。

　医院理念の作成以前の2012年の自費率は、15％程でした。

　以下は、スタッフの仕事を通じての心の幸せを追求する、つまりスタッフがいきいき働き、成長できる環境を作るという目的に向かって行ったことであって、自費率を上げるという目的で行ったことではありません。しかし2014年の自費率は、診療所全体で35％を超えています。今後も50％くらいまでは到達するものと考えています。また、勤務医の自費率もほぼ0％だったものが、いまでは10～25％になりました。私自身の自費率は70％ほどになりました。当時考えていたこと、実際に行ったことを順追って説明させていただきます。

①院内の労働環境の改善。有給の取りやすさを確保する診療体制を築く

　まず、2日間のミーティングで、「不安」「不満」を徹底的にスタッフ間で出し合い

ました。身近なテーマについて、各個人の本音を引き出したのです。

「人が足りない」、「有給が取れない」、「勉強する時間がない」……。想像以上に不満だらけでした。

これまでの自分の行動を反省し、借り入れをしてでもすべて改善すると決断しました。勤務医、歯科衛生士、歯科助手それぞれを1.5倍ほど増やし、教育する

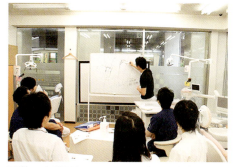

図❶ 歯科医師ミーティング。研修会等で得た情報をみんなで共有する

時間を確保し、早く1人前になることができるように指導していけるような環境づくりに力を入れました。

勤務医は、年間20日程、外部の研修会で勉強するのが当たり前の文化になりました。そのうち10日以上は有給で消化し、後は勤務のシフト変更で対応するようにして、十分に勉強できる環境を整えました。また研修費と交通費の半額は法人負担として、高額の研修会でも積極的に参加できるように工夫しています。研修内容は、歯科医師ミーティングの場で共有することが義務になっています。1人で勉強するより効率的で、仲間が参加することによって、興味が湧く場合も多々あります。向上心の高い歯科医師ばかり在籍していることもあって、非常によい仕組みだと考えています。新卒採用した歯科医師が5年後10年後に当法人の院長職を高いレベルで務めることができるように、矯正治療、インプラント治療を含めた一口腔単位の治療ができる体制を整えていきます。なお、2014年度過去1年間の本院全スタッフの有給付与日数に対して実際消化できた日数である有給取得率は92.4%になっています。

②担当医制の導入

2012年当時は、担当医制ではなく、タイミングによっては麻酔と処置を別の先生が行うなど、非常に効率的な診療を行っていました。

その後、勤務医のやりがいを高め、診療の質を上げるためにも、担当医制への移行しかないな、と感じていましたが、保険点数がかなり下がるのでは？　との恐れから、次の一歩をなかなか踏み出すことができませんでした。

しかし、挑戦することに決めました。よりよい治療ができる環境と、勤務医のやりがいを高めたいと考えたからです。

担当医制の実施にあたり、先生方に、予約時間を患者様の処置内容によって自由に設定できるように権限移譲しました。丁寧な処置が求められる局面では予約時間を長くとることが可能となり、より質の高い治療を追求できるようになりました。経験の浅い先生にとって、インプラントや矯正を含む治療計画を立てるのは、簡単なことではありません。患者様に説明する際に、どうしても自信に裏付けされた説明ができない不安を抱えているからだと考えます。そのためにも、先輩歯科医師とコンビを組ん

で治療に取り組んでいける雰囲気づくりを意識しています。先輩医師の心構えは、担当医のやりたいことを最大限に尊重し、チャレンジできる文化を醸成していきます。

③担当助手チーム制の着手

開院当初から担当歯科衛生士制ではありましたが、より患者様からお話を聞き、距離を近くしたいと思い、1人の患者様に1人の助手を担当させる担当助手チーム制を始めました。

毎回同じ歯科助手が診療補助についていると、患者様はすごく安心し、先生には言いにくいことも話していただけます。当院では、助手は自由診療のコンサルテーションを行いませんが、患者様と担当医の懸け橋として活躍してくれています。

担当助手チーム制は、1人の先生に常に同じ助手が診療補助を行う制度です。先生の数だけ治療のやり方が存在します。先生の力を十分に発揮するためには、常に同じ助手が診療補助を行うことが理想的で、その結果、治療の質が上がります。以前は、助手がその先生に合ったアシストのタイミングを逃して、先生がイライラしてしまったり、時間がかかったりしていました。その先生のやりたいことや癖を知り尽くした助手が常に診療補助に付くことで、効率が格段によくなり、質も高まり、先生の満足度も高くなりました。

また、チームでは、1時間当たりの売上管理も話し合われます。チームとして、自分たちで目標設定をします。その目標を達成するにはどうすればよいのか、1週間に一度はチームミーティングを開き、戦略を立てます。先生からは「こういう治療をこのようにしていきたいから、協力してください」などの提案がなされ、歯科助手はその治療について勉強します。当院にはいま5つのチームがあり、それぞれ特色をもった治療が行われています。他のチームが実践している取り組みがよいと感じれば、真似をすることもできますし、他のチームにやり方を教えることもできます。よいチームは時間当たりの売上が伸びていきます。よくならないチームには何かしらの問題がありますので、相談にのって解決を促していきます。

④診査・診断の仕組み作り

次に、すべての初診の患者様に対して、口腔内写真、デンタルX線写真の撮影、検査を徹底し、治療方針を決めていくことを行いました。CBCTを導入し、より的確に診断を行えるようになりました。

⑤ミーティングによる情報共有とプロジェクトチームの立ち上げ

他院の「こども夏祭り」の取り組みを聞いて、当院でも導入したいと考え、入社3ヵ月の助手をリーダーに任命し、実施することになりました。準備期間はたったの4週間です。困った彼女は、DCコーディネーター(当法人常勤)に相談しながら仕事を進めていきました。

相談するなかで「先輩や先生に声がかけづらい……」、「自分で全部やります」といった感じで、スタッフ間のコミュニケーションの問題など、当院の課題があきらかになっ

てきました。苦労しながらも、持ち前のパワーで夏祭りを成功に導いた新人歯科助手。「事前の準備や手伝ってもらう際のスタッフへの声掛けの大切さなどを学びました。参加した子どもたちやスタッフがみんな笑顔だったし、クリスマス会もやりたい」と宣言しました。

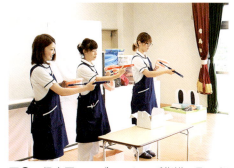

図❷　保育園でのブラッシング指導。取り組みを通じて歯科衛生士間のコミュニケーション回数が増えた

次に、私（院長）は、「歯ブラシを保育園や幼稚園に通う子どもたちに配ってほしい」と指示しました。

新人歯科助手は、こども夏祭りとはうって変わって、1ヵ月経過後もまったく仕事をすすめようとしません。

理由を聞くと、「歯ブラシを無料で配るなら、私は保育園や幼稚園の子どもたちに歯ブラシ指導をしたいです！」とのこと。彼女は思いをはじめて口にしました。

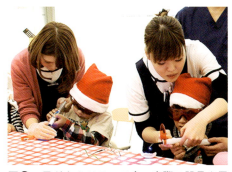

図❸　子どもクリスマス会。実際の器具を用いてむし歯治療を体験してもらった

その後、私のところに相談に来て、保育園や幼稚園での歯ブラシ指導をやってみようと新人2名（歯科助手と歯科衛生士）による「子どもプロジェクト」が立ち上がりました。

クリスマス会、保育園でのブラッシング指導を通じて、徐々にプロジェクトに参加するメンバーが増えてきました。参加したスタッフは、地域のみなさんの役に立っているという実感を得ることで、仕事のやりがいを感じるようになりました。

子どもプロジェクトの立ち上げから1ヵ月後、月に一度休診日をつくり、全体ミーティングの日を設定しました。その全体ミーティングの1回目に、ライフラインチャート（これまでの人生で、何が自分のモチベーションを左右したか）を実施しました。当時、辞めるか辞めないかを悩んでいた2年目のスタッフが、「人の成長にかかわること」が自分のモチベーションに影響を与えていることがわかりました。DCコーディネーターが「採用に興味ある？」と尋ねると、「先輩の採用面接を見て、ずっとうらやましいと思っていました」との返事が。先輩スタッフと相談し、まずはアルバイト・パートさんの面接にかかわるようになりました。次いで、彼女自身が疑問を感じていた人事評価・給与制度と、キャリアアップシステムにかかわるようになりました。自分自身を含め、他のスタッフが長く勤められるように、中長期的な見通しを立てられるように、という思いからでした。

1人に人事評価やキャリアアップシステムを任せるのは大変なので、なるべく複数

「スリッパやドクターチェアの色に統一感がない」
「ブランケットやアロマで、高級感を出したい」
「トイレが殺風景なので、生け花を飾りたい（華道師範代のスタッフ）」

「ホームページの更新が少ない」
「もっと患者さんにお口の健康に役立つ情報を紹介したい」
「院内を紹介する冊子が欲しい」

「院内旅行どうしよう」
「有休休暇をきちんと取りたい」
「B肝ワクチン接種したい」
「インフルエンザワクチン接種したい」
「女子会を開きたい」

空間づくりプロジェクト　　集客UPプロジェクト　　福利厚生プロジェクト

「女性の患者さんが入りやすい雰囲気の受付にしたい」
「子どものための絵本やおもちゃを置きたい」

「患者さんに感動を与えるには？」
「どうすればまた来たいという医院になるのか」

イメージアッププロジェクト　　患者様創造と保持プロジェクト

図❹　ミーティングから生まれた進化していくプロジェクト

で考えられるようにと、子どもプロジェクトに引き続き、「人づくりプロジェクト」が誕生することになりました。

　人づくりプロジェクトは、新卒採用へと発展し、今年度より「合同企業説明会」に積極的に参加、当院の魅力を大学生にアピールしています。学生に仕事の魅力を伝えるためには、担当者自身が誰よりも医院に対し、魅力を感じていなければならないことに本人たちが気づきます。新卒採用のプロセスは、まさに既存スタッフの最大のモチベーション研修であると思います。あわせて新人スタッフを同行させ入社前後の心境の変化を学生の前でプレゼンしてもらったり、母校の合同企業説明会に参加したり、管理栄養士を採用したりと実験的な要素も組み込みました。

　その後のミーティングで、医院への不満、改善点の意見交換、業務の棚卸を行いました。前年に出ていた不満のかなりの部分を改善できたこともあり、医院をよりよくするための前向きな改善点がスタッフの口から出るようになりました。その意見を元に子どもプロジェクト、人づくりプロジェクトに追随して3つのプロジェクトが誕生しました（**図4、表1**）。

プロジェクトチーム立ち上げの留意点

　プロジェクトチーム立ち上げのタイミングの見極めは、非常に難しいと感じています。スタッフにとって、責任ある仕事が急に増えるからです。そこで、まず初めにプ

表❶　各プロジェクトの具体例

	不満	方法／効果
子ども	クリスマス会をやりたい	プログラムの中身をすべて自分たちで考える。歯科衛生士と歯科助手のコミュニケーションの機会が増えた。学生時代を思い出したというベテランスタッフも。参加したお子さんと保護者の方が患者さんとしてやってきた
	保育園で歯ブラシ指導をやりたい	
	キシリトール製品の試食会をやりたい	業者との交渉も自分たちで。参加者からの評価が高かった商品を販売化
人づくり	採用に関わりたい、なんであんな子を採用したの？	新卒採用の1次・2次面接にかかわる
	大学合同説明会に参加してみたい	大学学内合同説明会（2校）、大阪府主催の合説（1社）に参加。来年は学内合同説明会6校以上の参加を目指す
	どうすれば給料が上がるかわからない（評価基準がわかりにくい）	歯科助手スタッフによる人事評価制度作成。面談によるフィードバック実施
イメージアップ	受付を女性が入りやすいようにしたい	改装内容や予算交渉など、すべて自分たちで実施。カルテが見えない工夫、明るいオレンジの照明、陳列棚などを提案
	絵本・おもちゃを置いてほしい	子ども連れのお母さんのために設置。受付で読み聞かせを行う親子の姿が増えた
	トイレが殺風景	華道師範代免許を持つ歯科衛生士から、生け花を飾ってはどうかとの提案。殺風景だったトイレが華やかに。どこの教室に通っているのかという患者さんからの問い合わせも
患者様創造と保持	もっと患者さんにお口の健康に役立つ情報を紹介したい	子ども冊子（全40P）の作成。子どもの成長、発育にあわせた予防法などを紹介
	院内を紹介する冊子が欲しい	医院紹介パンフレット（全16P）を作成し、郵便局や駅に設置する
福利厚生	社員旅行	2月に医院（分院含む）を休診し、実施
	B型肝炎、インフルエンザワクチンを接種したい	希望者全員が受けられるように、近くの内科と提携
	女子会を開催したい	数ヵ月に一度。パート、アルバイトを含む女性スタッフが全員参加
その他	院長に話しかけづらい	月に一度、院長が全スタッフと1人1時間のMTG
	アポイントミスが多いので、予約システムを導入したい	導入

ロジェクトチームをスタッフが自ら解決したい院内外の課題を解決する手段であると位置づけました。そのため、スタッフ自身が興味のあるプロジェクトチームを自由に選んでOK、かけもちOK、移動もOKとしました。

　以上のプロジェクトの創設過程や取り組みを通じて私が感じたことは、以前の私の

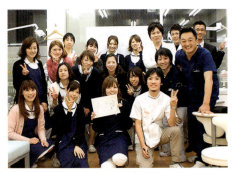

図❺　当院のスタッフ。向上心の高いスタッフばかり

小さな考えやこだわりが、人の役に立ちたい、成長したいというスタッフの純粋な気持ちに歯止めをかけていたということでした。やらされていた仕事は、仕組みを作っても順守できないものですが、自分が思いを込めて作った仕事は、びっくりするくらい忠実に守り育てていってくれます。

また勤務医が考える働きたい職場の一番の優先事項は、自分が行いたい治療に対して、指導を受けながらチャレンジできることだと考えています。院長としてもちろん指導をしますし、環境を整えますが、その際、勤務医の先生がやりたい新しいことに対して、仕事が増えるからとかの理由で協力しない歯科助手がいたらどうなるでしょうか？　院長の指示で協力をするようにと言われても、仕方ないからやるというような限定的な協力になるでしょう。

当院では、歯科助手は歯科医師がやりたいことをサポートすることが仕事であると認識しています。よって、歯科助手は、自分の喜びとして仕事を一緒にやっていきます。またプロジェクトを通じて院外の方とかかわり、実際に外に出て仕事をすることによって、職業人として成熟していきますので、実際の仕事スキルが高くなります。仕事の考え方ややり方が歯科医師と近くなっていき、仕事をしていく際のコミュニケーションが取りやすくなります。以前は歯科医師が歯科助手に合わせて仕事の要求度を下げていかざるを得ないこともありましたが、スタッフの潜在能力を最大限に引き出す仕組みによって、より質の高い仕事ができるようになっていくわけです。

今後の課題と展望

課題は、長期間、もしくは歯科医師を辞めるまで勤務していただける院長に出会うことです。現在当法人は、3つの歯科医院で構成されていますが、各院長は、将来独立して開業することを希望しています。しかし、独立開業よりも、院長としてスタッフと一緒に仕事をするほうが楽しい、また歯科医師としての幸せや喜びを感じられるような組織体を作り上げていくことが必要だと感じています。

医療法人という枠組みは、100年という長期間においても、地域の患者様に貢献可能な枠組みだと考えています。自費率を高める日々の努力の源泉は、患者様によりよい治療を行い、中長期で患者様と地域に貢献していきたいと考える歯科医師の純粋な気持ちから生じるものだと思います。その純粋な気持ちの保持には、歯科医師以外のスタッフのサポートが必要不可欠でその潜在能力をできるかぎり引き出すことが大切であると考えています。「一時的に自費率を高める術」にとらわれることなく、結果としてそうなっているという本質を踏み外さないようにしたい、と思っています。

自由診療で患者さんの期待とニーズに応える⑪

自費率3割を決める!!

鹿児島県 鹿児島市・鹿児島セントラル歯科

鹿児島セントラル歯科の医療理念は"「寝たきりのない社会の実現」〜より美しく、より健康でありたいと願うあなたのために〜"です。
遠回りのようですが、迷ったときには理念が一番大事になってきます。
トップはいかに、想像の翼を広げ、イメージを明確にし、周囲に伝えられるか。
①どのようにスタッフ教育をすればいいのか、②各ステージで何をしてきたのか、③どのような問題が起こるのか、④自由診療メニューは多いほうがいいのか、⑤患者様はどのようなときに自由診療を選択するのか、についてお話ししたいと思います。

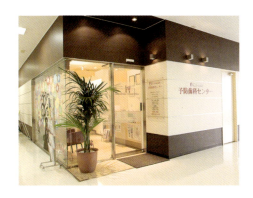
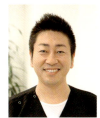

園田俊一郎
Shunichiro SONODA

医院の総面積 40㎡
ユニット数 5台
スタッフ数と内訳
歯科医師（常勤2名　非常勤3名）、
歯科衛生士（常勤3名　非常勤2名）、
歯科助手兼受付3名、受付マネージャー1名、
保育士1名、清掃アルバイト3名
計17名

1日の平均患者数 平日45名　土日祝日30名
診療時間　平日：10：00〜13：30、15：00〜20：00
　　　　　土日祝日：10：00〜13：30、15：00〜17：30　休診：水曜日

ホームページ http://centralkcc.jp
facebook 鹿児島セントラル歯科

「自費率3割の壁をどうやって超えたらいいのか!?」という問題に対し、達成できない理由はいろいろあると思います。
①ウチは立地が悪い、田舎だから……。
②高い物を勧めると患者様が嫌がるのではないか……。
③スタッフにコンサルしてもらおうと思い、研修会や医院内で練習をするのだけれど、これがなかなか決まらない……。

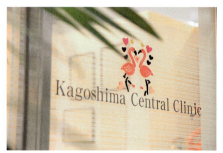

図❶　院内のイメージキャラクターはフラミンゴで、ピンクをポイントにしている

　先生方がおっしゃりたいことは他にもまだまだあると思いますが、そんななかで当院で取り組んできたことを書かせていただきたいと思います。
　まず、当院の紹介と、どのような経緯で開業したのかをお話しさせていただきます。
　当院は、鹿児島市の中心、鹿児島中央駅前のスーパーが入っているビルの6階にあります。駅からは地下道もあり、比較的来院しやすい場所にあります。駅の両サイドで雰囲気が違い、当院側は会社、その後ろにマンションがあるような立地です。ここは、居抜きで5年前に開業しました。それまでは地元の病院の歯科診療部として4年間開設していました。
　福岡の歯科大学を卒業後、大学付属病院口腔外科に入局し、1年間臨床研修をしたのち、早く開業したいという漠然とした思いがあったため、卒業後2年目から開業医で勤務医となりました。
　数件の勤務を経て、地元鹿児島に帰り、先輩の紹介で歯周病指導医の先生のところに勤めることができました。そして、やっと地元である、JR最南端路線の終着駅がある、鹿児島県枕崎市で2005年に開業しました。総合病院のなかに歯科診療部を新たに開設してのスタートでした。
　ユニット3台（うち1台は直接、車椅子をユニットにセットして、そのまま診療できるユニットでした）患者様の平均年齢は、病院にくる方がほとんどなので70歳を超え、有病者の方が大多数を占めていました。
　こんなやりとりもありました。
　私：「○○さ〜ん、おはようございます。今日はどこが痛いですか？」
　患者様：「はあ〜……」（聞こえていない感じ）
　私：（もう一度）「○○さ〜ん、どこが痛いですか？」
　患者様：「どこが痛いかって？」
　私：「そうです、どこが痛いですか？」
　患者様：「膝が痛くてね〜、歩けないですがよ〜（鹿児島弁）」
　私：「……ガク……」
　私：膝をさすりながら「○○さ〜ん、入れ歯の調子はどうですか？」

というような感じで、日々外来診療をし、その他の時間は病院内、関連施設を回り、忙しく、しかしありがたい毎日でした。

　また、患者様の家族に「おじいちゃん、先生が新しい入れ歯を作ってくれるからね！これでなんでも食べられるようになるからね」と依頼を受け、一生懸命作った入れ歯。調整を何回も行い、自分としてはなかなかの出来栄え。しかし、診療に行くたびにベッドの横に綺麗に置かれている入れ歯。それを見るたびになんとも言えない敗北感、無力感が……。その反面、「絶対、もっとうまくなってやろう」という気持ちが入り混じっていました。

　そんななか『行列のできる歯科医院』（デンタルダイヤモンド社）という本が出版され、そのなかの著者の1人、千葉県開業の康本征史先生が「予防定期管理型セミナーのスクール」を鹿児島でスタートさせると知りました。いまの診療にやりがいを感じていなかったわけではなかったのですが、「もっとスタッフと一緒に何かできるかもしれない」、「もっと歯科医療を（こんなに難しいものではなかったと思いますが）わくわくするようなものにしたい」と考えていたので、スタッフと一緒に参加しました。毎回毎回ワークをしたり、話し合いをしたり。講師陣や参加者もそうそうたるメンバーでした。毎回スタッフと行くのが楽しみで「これから患者様に取り組みをどう伝えたらいいだろう」、「みんなで何を取り組めるだろう」と考えていた矢先、一緒に参加していたスタッフが「セミナーに参加して、ここの歯科医院では私は輝けない、ということがわかりました。やめさせてください」と言ったのです。未だにどういうことなのかわからないのですが、要するに"ここが嫌だ"ということなのです。

　そんな裸の王様状態のまま4年が経った頃、「鹿児島中央駅前のビルで居抜き開業しませんか？」という話が来ました。その頃は「自分の思っている診療ができないな」と感じていた時期だったので、思い悩んだ末、移転することにしました。その際、患者様、関係者様に多大な迷惑をかけたこと本当に申し訳なかったと思っています。

　そのときに相談した、いまも私のメンター（指導者）である康本先生から「お前は、何のために鹿児島中央に移転するんだ、何かお前の使命があるからじゃないのか」と言われたとき、いままでそんなこと考えたこともありませんでしたし、「自分に使命なんてあるのか？」と考えてみても、そのときにはよくわかりませんでした。

　それが、のちに、いまの医院理念"「寝たきりのない社会の実現」～より美しく、より健康でありたいと願う、あなたのために～"が出来上がった一歩であった気がします。

歯科医院のバックグラウンド

　現在、診療時間は平日朝10時から夜8時まで、土日祝は朝10時から午後5時半までの診療。休診日は水曜日。スタッフは、歯科医師は私も含め常勤2名・非常勤3名、歯科衛生士は常勤3名・非常勤2名、歯科助手兼受付3名、受付マネージャー1名、

保育士1名、清掃スタッフ3名で診療を行っています。患者層としては、働いている20代から50代の方が9割を占めます。

歯科医院の仕組みづくり

　移転した当初のスタッフは、前歯科医院からの歯科衛生士が1人とパートの女性歯科技工士が1人、新たに採用した歯科受付が1人と、私を合わせて4名でスタートしました。自分だけでもある程度開業医としての歯科治療はできるし、場所もよいので患者様も増えていくのではないかと思っていました。

　診療時間は夜7時まで。日曜日も場所柄もあって診療、祝日は休診と、いま考えると売りは"日曜日もやっている"だけだったと思います。そのスタイルで1年続けましたが、まったく患者様は増えませんでした。一度は閉院しようか妻と本気で話しあったこともあります。しかし、そこで「地元を飛び出してきたのはなんのためなのか？」、「お前の使命はなんなのか？」という康本先生の言葉が頭をよぎりました。（後日、康本先生と食事をする機会があり、「あの言葉が自分を奮い立たせてくれました、ありがとうございました」と話したところ、「俺、そんなこと言ったっけ、忘れてたわ！」と言われました（笑））

　そこで、まず取り組んだのは、①診療時間の変更：平日、月〜土（水曜日は休診）、祝日、夜9時まで診療、②"掃除"と"笑顔であいさつ"、③まず、いまできることをやって言い訳はしない、の3つです。

　これを決めただけなのですが、やることがどんどん浮かんできて、ミーティングと取り組みの繰り返しをするだけになりました。

　具体的には、①すべての新規の患者様の口腔内写真を撮る、②歯周病、カリエスの検査をする、③口腔内写真と検査結果を見せて、口腔内の状態を説明する、です。

　これがいまの当院の基盤になっています。確かに導入に関しては自分も患者様もスタッフも抵抗ありましたが、取り入れてよかったことの1つです。

POINT! 患者様から、なるべく多くの情報を集める

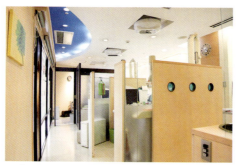

図❷　診療室風景。治療ゾーンと予防ゾーンに分かれている

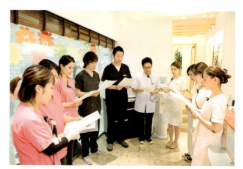

図❸　朝礼の様子。朝礼、終礼、ミーティングはしっかりと行っている

どのようにして自由診療を増やしていったか？

患者様に説明する情報が多くなればなるほど、医院側も説明しやすく、イメージしてもらいやすくなると思います。

①丁寧に患者様の要望を聴く（患者様はどうしたいのか？）、②こちら側の提案と説明をきっちりする、③費用とおよその治療期間もしっかりと説明する、などです。

そうしていくうちに、3年目に入った頃には、自費率が30％を超えるようになりました。また、自由診療でできることも増やしていきました。

インプラントは以前から取り組んでいましたが、補綴に関しても、説明ツール、お持ち帰り資料などを用意しました。それから、ホワイトニングなどを始めたのもこの頃でした。

POINT! 患者様への説明の時間をきっちりとる。説明の回数をなるべく増やす

患者様用治療説明ツール

患者様用説明ツールは、一番多いときで、初診コンサル3枚、セカンドコンサル（写真コンサルと呼んでいますが）3枚、補綴コンサル5枚、定期検診コンサル（メンテコンサルと呼んでいます）1枚、計12枚出していたときもあったと思います。

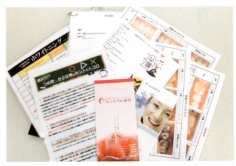

図❹ 当院で使用している患者様用治療説明ツール

あまり多くてもこちらも説明するのに疲れてしまいますし、もらった患者様も、何だったのかわからなくなってしまうと思うので、いまはできる限り少なくしています。そのかわり、院内の患者様説明ツールは、院内の症例を使って、できるだけ手作りでやっています。ここも専門のスタッフがいればよいのですが、なかなかそういうわけにもいかないので、最初は業者さんの作った物を配布するとか、業者さんにオリジナルで作成してもらうなどしてもよいと思います。院内で説明に関して少し自信がもてるようになったら、手作り感満載のものをスタッフみんなで作ってラミネートして配布するだけでもよいと思いますので、がんばって作ってみてください。

POINT! 業者さんに作ってもらうのもいいですが、自分たちで作った資料を患者様に渡す

スタッフ教育

スタッフ教育、ここが一番難しいところです。先生方は休日を返上し、土曜日は休診にして、高額なセミナー代を払い、一生懸命トレーニングをしてきていると思いますので、その治療に関して思い入れもかなりあると思います。しかしスタッフ間には、

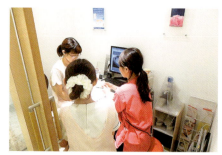
図❺　3人一組でコンサルの練習を行う

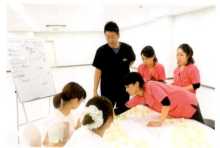
図❻　ミーティングの様子。テーマを上げてみんなで意見を出し合う

「院長がまた、何か新しいこと始めるみたいだ」と不穏な空気が流れます。院長のテンションが上がれば上がるほど、スタッフみんなのテンションは下がっていくばかり。こんな経験、みなさんもあるのではないでしょうか？もちろん私もあります。

では、何が引っかかるのでしょうか。私がスタッフだったら、①患者様の反応が怖い（高い治療を勧めて、断られたらどうしよう……）、②本当にこの治療はよい治療なの？また半年もしたらやらなくなる治療なんじゃないの？、③自由診療を決められなかったら、院長に怒られるんじゃないか？　などと考えると思います。

[解決策]

①毎週1時間、診療時間を使ってコンサルのロールプレイングをし、しっかりと準備する（3人1組：⑴患者役、⑵コンサルタント役、⑶コーチ役）。

②スタッフは最初からよい治療だとは思っていないので、そのスタッフが説明してもうまくいくはずがない。そこで、外部講師に来てもらい、院内セミナーをしたりして、その治療がいかによいものかをしっかりと伝えてもらう。それが無理であれば、院長自身が丁寧に何回も説明する。そして、院長自身がコンサルを決めて実際に治療を行い、これは「よい治療なのだ」とスタッフにわかってもらう。院内を、自由診療が決まる雰囲気にする。ここが一番大事なところです。

③成約した数ではなく、コンサルした数を認めてあげて、褒めてあげる。スタッフには「決めても、決めなくても、よい治療を知らせてあげるだけでいいんだよ」ということを伝えてあげる。よい治療だと思っている人が勧めれば、自然と成約率も上がります。まずは、コンサルの数を増やす。そのための時間もしっかりととることです。

POINT!　院内に成約する空気をつくり出す

TC（トリートメント・コーディネーター）の活用

TCという言葉も歯科業界のなかでだいぶ定着しつつあると思いますが、確かに自由診療を決める空気にできるスタッフ、決める空気にできないスタッフがいます。それは向いているか向いていないかではなく、院内に決まる空気がないだけだと考えます。そのために必要なのは、以下の3つです。

①スタッフがイメージしやすい説明用ツールを活用して、患者様にイメージしてもら

う。患者様はみなさん"白い歯"、"綺麗な歯並び"、"取り外しじゃない歯"にしたいと思っているはずです。

②スーパースタッフはいたらよいとは思いますが、基本的にはいなくてもよいと思っています。歯科医院は1つのチームだと考えているので、みんなが助け合って1つの結果を出すことが大切だと考えます。

③スタッフの力を信じて任せる技術。

POINT! スタッフのよいところを引き出す、院長の技術

売上の壁の乗り越え方

売上＝1時間当たりのユニット売上×ユニット台数×診療時間
1時間当たりのユニット売上＝患者数×単価

という数式があります。ですから、1人単価を増やすには、自由診療を増やそうということになります。売上の壁を乗り越えるポイントとしては、①年単位で目標を決める、②それを最優先にする、③この時期には何をするのかをしっかりと覚悟をもって"自分と約束する"、の3つがあると思います。

いまは何を優先する時期なのか、というのもあると思います。①集患する時期、②拡張時期（ユニットを増やす時期）、③人を増やして、教育する時期、の3つです。

売上の壁というものは何なのでしょうか？ 壁を作っているのは誰なのでしょうか？ それは自分自身なのではないでしょうか？ 何が必要かは自分自身がわかっているはずです。「でも、○○だからね〜」、「それしても、本当に大丈夫なのか？」など、実行できない理由を、自分で勝手に作り上げているのかもしれません。

これはすべて、これまで自分が思ってきたことです。このように自分自身に"言い訳"をしてきました。そんな自分が嫌になり、直感を信じて、はじめに思ったことを、その通りにすると決めた時期もありました。

歯科医院発展・成長の変遷

移転開業して5年が過ぎました。初年度、レセプトは月平均約100件から毎年約100件ずつ増えていき、現在500件近くになりました。

3年目には自費率30％を超え、6年目の昨年は40％後半になっています。

先ほども述べましたが、いま振り返ってみるとユニットを増設したとき、人が増えたときが転換期になっているのは確かでした。

現状と今後の展望

数字だけ見ると、順調に伸びてきたように思えますが、さまざまなことがありました。これからは、当院が地元の方々から何を求められているのかを追求し、目的達成のため、もっともっと歯科医院の価値を高め、社会貢献していきたいと思います。そ

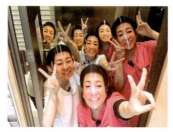 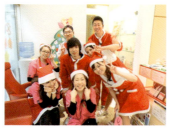 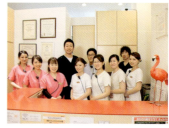

図❼ 誕生日にスタッフがお面をつくりサプライズでお祝いをしてくれた

図❽ クリスマスイベントの様子。みんなでコスプレ

図❾ スタッフ集合写真

のためには、人財育成が必須条件になってきます。いかに「ここでずっと働きたい」という人が増えるような環境を整備できるか、また「ここで頑張りたい」と思うような人が集まる職場にしていきたいと思います。

若手へのメッセージ

　若い先生方にあえて言わせてもらうならば、何も起こらないことは絶対にない、ということです。「リスクをとらないことが、一番のリスク」という言葉もあります。

　自転車も、初めは転びながらでも、乗れたときの素晴らしさを想像できるから一生懸命頑張るんですよね。「一歩踏み出すには、体勢を崩さないと一歩踏み出せないでしょ」と教えられました。

　想像の翼をどんどん広げて、どんどんチャレンジして、言葉は悪いかもしれないけど、どんどん失敗して、絶対に逃げないで、あきらめないでください。逃げないであきらめなければ、誰かが見ていてくれて、助けてくれます。あなたの悩みなんて、誰かが経験して解決策をもっている方がいっぱいいるはずです。あなたの悩みが解決していないのは、あなたがもっと頑張れるからかもしれないし、あなたの求める力が弱いのかもしれない。問題は自分自身のなかにあることが多いのかもしれません。

◆　　　　◆　　　　◆

　5年間必死に走り続けてきましたが、ここで1回振り返ることができ、何も無駄なことは、なかったなとつくづく感じました。

　変えられない他人を変えようとしていた自分、自分自身が被害者になって言い訳ばかりしていた自分、こんな自分を少しでも変えよう、変わりたいと思ってきた5年間でした。そんなわがままな自分をいつも支えてくれている家族、妻・薫、息子・一世、娘・二心、いつもありがとう。そして家族と同じくらい大切な院内のスタッフのみんな、いつも本当にありがとう。感謝しています。

　何より、読んでいただいた読者に感謝し、皆様にとって、何らかの一助になれば幸いです。

　今回、執筆の機会を与えてくださいました、康本征史先生、(株)デンタルダイヤモンド社　編集部　近藤佳代子様、本当にありがとうございました。

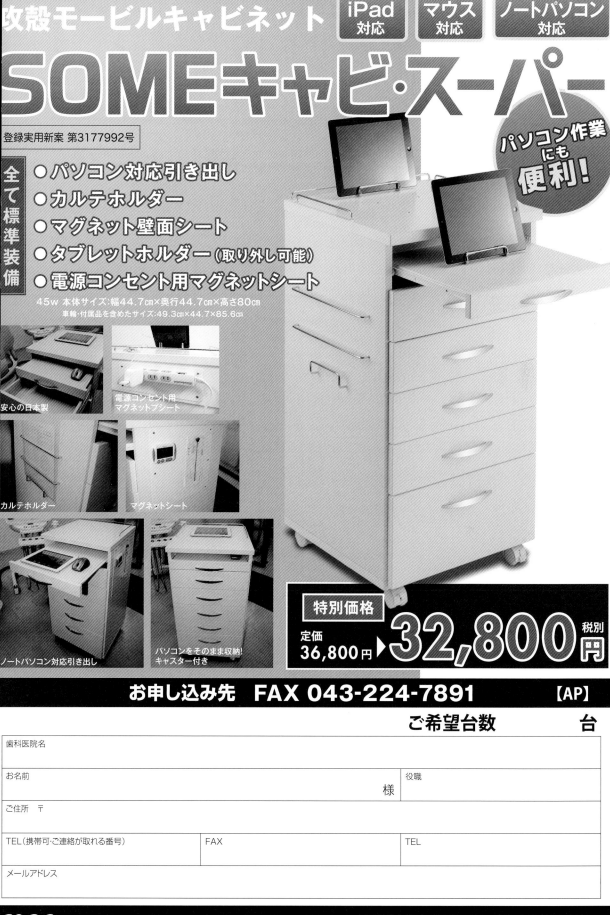

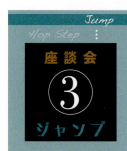

さらにその上を目指すには

康本 これまでは、自費率３割を目指すための対策についてあらゆる角度から話し合ってきましたが、これからはさらなる高みを目指すためのポイントについて話し合っていきたいと思います。その辺り吉留先生いかがですか？

吉留 当院の自費率は、約15年前から７、８年前まで30％あたりを推移していました。

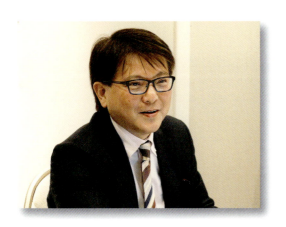

要するに、何か少し工夫をすれば30％まではいくのです。でも、そこを越えるとなると、すごい壁なのです。そういう意味では、自費率30％はよい目安になると思います。

私のところは医院が４軒あるのですが、団地のなかにある本院は、開業当時、チェアー４台、スタッフ40名ほどでしたが、少しずつ大きくし、チェアーを12台にしました。本院の自費率は40〜50％です。

商業施設内の医院は145坪、スタッフは50人弱、自費率は約95％で、小児歯科の売上が30％を占めます。開業して約３年ですが、小児歯科という分野が特異なのか非常によい数字になっています。

結局、自由診療を増やすには、保険をやめるか、自由診療の患者さんを新たに増やすか、いま来ている保険の患者さんを自由診療へ移行させるか、この３つしかありません。恐らく３番目が現実的なのですが、さまざまな難しい壁に当たると思うので、システムの改善が必要になってくると思います。

宇田川 私の経験では、やはり保険ベースで診療して、そのなかで自費率を増やしていくのが普通の流れだと思います。とくに、私は歯科医師としては一代目ですから、開業当初は、保険でできる診療を自由診療でというのはほとんどありませんでした。

そんななか、保険で診療した患者さんにコンサルし、「やってみようかな」と言っ

てくれたときに自由診療になるという流れでした。エンドとペリオは保険で、補綴のときに、自由診療の話をするのです。そうすると、それまでの診療がきちんとしていれば、10人いたら3人は自由診療を選んでくれますね。

康本　「3割超え」となったときには、患者さんのほうから自由診療を希望するようになったということですが、自分の技量を含めて、医院全体としてどんなことをしましたか。

自費の価格表示

宇田川　自由診療で患者さんが一番心配するのが、治療費だと思います。けれども、どんなに高くても、値段が書いてあれば安心できるわけですよ。ですから、当院では治療費の明細を待合室に貼り、自由診療の補綴物などもディスプレーしています。そうすると患者さんも理解しやすいですし、患者さん自身が納得して選べるツールを使っています。

康本　料金明細を掲示しようと思ったきっかけは何かあるんですか。

宇田川　寿司屋です（笑）。

康本　ご自身の体験のなかで、やっぱり値段がわかったほうが非常によいのではないかと思って変えたわけですね。

宇田川　患者さんに多くの選択肢を提示することが必要になってきますね。

康本　清水先生の医院では、値段がわかるようなディスプレーはしていますか。

清水　それは絶対必要だと思っています。ですので、ホームページでも開示しています。なかには値段で検索する人もいますから、値決めはきちんとすべきだと思っています。

康本　値付けができるというのが、資本主義のよいところなんですよね。

宇田川　京セラ創業者の稲盛和夫氏が一番提唱しているのも値決めですよね。

康本　それが、自分ではなかなか値決めができなかったりもします。先生が値を決めるときに参考にしたものはありますか。

吉留　世間のだいたいの平均を調べて、そこに値決めして、自分の得意分野で自信が出てきたら値上げしてます。逆に需要のない部分は下げるかもしれません。

康本　清水先生の医院では、現在、自費率30％前後ですから、今後さらに発展するには患者さんの選択肢を増やす必要がありますが、価格を表示するということに関しては、いまは、どんな感じか教えていただけますか。

清水　カウンセリングルームにも模型が置いてあり、金額も明示されています。あとは補綴物の写真の入っている料金表と、メリット・デメリットなどが書いてある表が

あってというところですかね。

康本 宇田川先生のところは待合室ですね？ ホームページにも値段の掲載していますか？

宇田川 はい。

康本 吉留先生のところはホームページに掲載されていますが、待合室にも掲示されているのですか。

吉留 もちろん、掲示してあります。ただ、値決めに関しては慎重に行うべきだと思います。

康本 35年前のメタルボンドは平均10万円ぐらいだと思うんです。現時点で何も変わってないですね。物価が上がって社会も変わったにもかかわらず、われわれが自由診療の値決めをきちんとしてこなかったのが問題だと思います。

治療方法を選ぶ側の患者さんに対して、その選択肢を、値段も含めて情報として事前に提示しておくことが重要だということですね。

吉留 そうです。

患者さんに気づきを!!

康本 そのうえでもう少し掘り下げます。3割まではそんなに特殊な技術は必要ではないと思います。保険診療でもピシッと支台歯形成して印象をとるわけで、結果としてそれがメタルボンドや金属床に替わるだけのことです。患者側に選んでもらうごく普通の環境さえあれば、私は3割ぐらいまでいくんじゃないかと思っています。ただ、逆に3割を超えてさらに上を目指すことになると、それなりの責任を感じるという点でいかがでしょうか。

吉留 鹿児島はメタルボンドはずっと7、8万円です。多分値下げしても全然増えないと思います。やっぱり医療とサービスをうまく融合させることがポイントだと思います。

当院がブレークしたのは、まったく単純です。患者さんの口腔内の写真をしっかり撮って、しかも見せる、ただそれだけ。それを10年前に始めました。まず患者さんに自分の口の中を理解してもらい、われわれもまた、患者さんの口のことを知らないといけないのです。さまざまな検査を行って患者さんにビジュアルや数値で歯の現状、そして歯の大切さ、歯の治療方法の選択肢を示してあげるのです。

康本 そうすると、3割になるまでは、口腔内写真を撮って患者さんに提示するということはしてなかったと。

吉留 そう、3割までは。

康本 それが「DentalX」を導入し、口腔内写真を撮って、患者さんに実際に見せ、現状を説明することが、自費率が上がった1つのきっかけになったということですね。

吉留 自費率が低い医院には、まず写真を撮れと提言したいですね。患者さんをその気にさせないと。

康本 「DentalX」は、やっぱり歯科医師に衝撃を与えたと思うんですよ。口腔内写真を撮って、治療計画書を全員に出してますか、と提案したのは、「DentalX」でしたからね。

清水先生も、「DentalX」を導入されていたと思うんですが、治療計画書を提示する前と出し始めたころでは、自費率に変化を感じましたか？

清水 診断書を出して、口の状態をビジュアルで見せるという目的で導入し、写真の撮り方も練習しました。康本先生と出会って、「患者さんに現状をきちっと理解してもらい、スタート位置に立たせなくちゃいけない」ということを学びました。現状を見てもらうために位相差顕微鏡も導入しました。最初は、抵抗を示す患者さんも結構いましたが、実際に何も言わないで見せると、意外に関心を示してくれます。

写真と位相差顕微鏡を使って、患者さんの現状をきちっとありのままに伝え、治療方針や選択肢を提示し十分な説明を行うことで、患者さんが自由診療を選択するようになってきました。

康本 咬合治療や全体治療がいわれるようになったのが、パノラマX線装置が出てからなんです。それまでデンタルX線装置しかなかったのです。もちろん口腔内写真を撮っても、患者に見せることはなく、「痛い」ところだけを治療するのが普通だったわけです。

パノラマは、高い保険点数がついたこともありますが、一気に普及しました。先生方の開業時はすでにパノラマでしたか。

清水 もうパノラマですね。

吉留 当時はスライドだった、写真がね……。パノラマで治療計画を立てて、X線フィルムやスライドフィルムをシャーカステンで患者さんに見せることをしていましたね。

宇田川 口腔全体を見せるということですよね。画像が患者さんの意識を高めるきっかけになったの

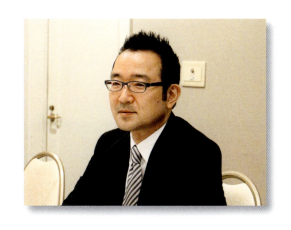

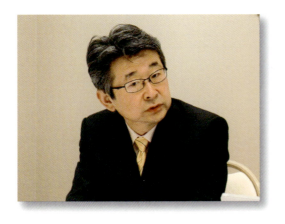

は、もしかしたらパントモかもしれない。

康本 X線ではなかなか患者さんがイメージがわかないというところから、口腔内写真が次のキーワードになっていったのでしょうね。

吉留 康本先生のが「口腔内ツアー」ね。

康本 田中先生の「オーラルガイディングツアー」ですね。

吉留 あれがよかったのは、治療前、治療中、治療後にその場で見せるという初の試みだったね。

治療技術の研鑽

康本 患者さんが治療に参加してもらうために、まず自分の口腔内を知ってもらうこと、治療方法や治療費も含めて、納得してもらうことが大切です。

そして、そのためには治療技術の研鑽が必要になってくるわけですが、どういった取り組みをされてきたのですか。

宇田川 最初の頃は、ただ治療内容の説明をして保険のインレーがゴールドに替わるといった程度でしたが、どれだけ時間をとって話をするかがポイントだったように思います。それから、大事なことは、患者さんの懐具合を探らず、平等に説明をすることです。

少し慣れてくると、治療内容と今後の予定を事前に話しておいて、患者さんに考える時間を与えることの大切さを感じました。それから、吉留先生が話したように、口腔内をよく見てもらい、自分自身の歯にまず関心をもってもらうことが大事だと思うんです。

スタッフ教育も徹底して、患者さんに歯の大切さを意識してもらうという地道な努力が自費率アップに結びついたんだと思います。

康本 いまでは吉留先生の医院も宇田川先生の医院もかなり自費率が高いですが、自由診療が上がれば上がるほど、勉強されてると思います。自費率が低かったときの歯科に対する姿勢に違いはありますか。

吉留 以前はゴルフばっかりしてましたが、仕事が面白くなり、歯科医師の仕事が天職だと思えるようになりましたね。

康本　仕事が好きになるきっかけは何かあったのですか。

吉留　むし歯の治療や、インプラントといった修復治療は面白くなかったですね。修復治療は誰がしても似たような形になるから。咬合の再構成は、建築にたとえると、設計士が100人いたらすべてが違った設計になる、というような面白さがあるんだよね。

康本　全体を見ることで、面白さが生まれたということですね。

吉留　われわれの仕事は物を売るのではないのです。患者さんがおいしいものをおいしく食べて、長生きできて、人生を笑顔で楽しむお手伝いができるのです。自分の治療に自信がもてると、そんな話ができるようになるのです。

康本　歯科治療において、1歯単位が1口腔単位になり、全体的な治療を行うときに、すべての治療分野において、ある程度の技術レベルが必要になると思います。

　その場合、すべての治療を自身で行うのか、専門分野の先生にお願いするのか、若い先生にアドバイスをお願いします。

宇田川　われわれが大学を卒業したときと、いまとは状況がまったく違います。昔はいまとは違った意味で包括的な歯科診療が求められました。つまり、患者さんにとって、歯科治療を細分化することは必要とされていないのです。

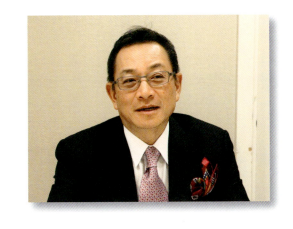

　とはいえ、歯科医師としての最終的な目的は咬合の再構築ですから、治療や研究の細分化は必要ですし、開業医も日々研鑽が求められていると思います。

康本　吉留先生はどうですか。

吉留　私の目指すところは少し違うのです。私は、エンドやレジン充填、インレーなどの治療を一切したことがありません。もちろん、開業当初は必死に勉強しました。私はオーケストラのコンダクターの役割を担えればと考えています。そのためには各分野の専門医が欠かせません。医院の規模の問題もありますが、院長1人ですべての治療をカバーするのは無理があります。

康本　清水先生、卒業されて20年。歯科医師人生の折り返し地点といったところです。これまでさまざまな分野の治療技術の向上に努められてきたと思いますが、今後どんなことを学んで、どのようにしていきたいと思っていますか。

清水　治療の引き出しをたくさんもつことが大切だと考えて、さまざまな分野の治療

技術を勉強しました。その結果、治療の幅が広がったと思います。

　今後についてですが、私の医院は基本的に保険治療ベースの一般的な歯科医院です。それを継続しながら3割よりは上の自費率を目指したいと思っています。ただ、いまのままの形で、できるだけ多くの地域の患者さんを診てあげたいという思いもあるので、自由診療に特化するという方向性とは違うかもしれません。1割の患者さんで3割の自由診療を生む、そんなイメージを考えています。

吉留　保険がやっぱりベース。それは絶対そうだと思う。

清水　勤務医の先生たちの経験年数という問題もあるので、自由診療の割合としてはそれぐらいかなと。

康本　話が戻りますが、歯科治療に興味をもてばもつほど、いろいろなことを知りたくなって、さまざまなことを学ぶという流れは変わらないのですか。

吉留　私の場合、勉強にも十分な時間を割き、アンテナを張っていました。たとえば熊谷先生のセミナーに参加して、定期的にメインテナンスを行うシステムを作ったし、システマチックな治療を心掛けてきましたね。

康本　宇田川先生の場合は、治療の選択肢を増やしながらそのバリエーションや治療費、利点・欠点などの情報発信をすることによって、自由診療が増えたということですね。

宇田川　そうですね。開業当時はインプラントをやってなかったので、患者がインプラントを希望した場合、他院を紹介するか、自分の技術ではデンチャーを勧めるしかないのです。

　いくら一生懸命に説明しても、患者さんはインプラントをやりたいという希望があるので、もう私の話を聞いてくれないんですよ。つまりそれは、患者さんには、言い訳にしか聞こえないのです。そこで、引き出しをたくさんもたないといけないことに気づき、咬合療法や矯正などを、片っぱしから勉強しました。

　いまでは、私が行うべき仕事に特化してきて、指導医でもあるインプラントが中心になっています。矯正や口腔外科など、その他の治療は専門医にお願いしています。

　自由診療が増えていった理由として、患者さんのニーズに応えるために勉強が必要だと思ったのが、すごい大きなきっかけです。

最新の器材の情報収集

康本　われわれの仕事はよい道具がないと、よい治療もできないわけです。新しい材料や機械の情報は、どのようにして入手されていますか。

宇田川　デンタルショーや、学会の展示ですよね。あとは材料などに詳しいスタディ

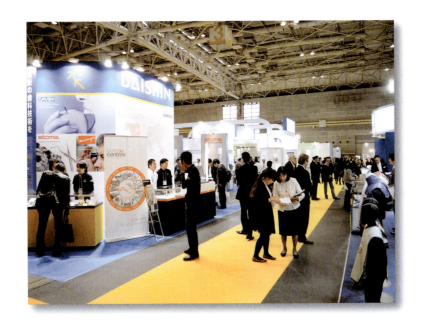

グループがありますので、そのメンバーから使い勝手を直接聞くこともあります。たえず情報交換を行うことが、すごく重要だと思いますね。

康本 清水先生はどうやってその情報を。

清水 同じ思いをもっている仲間たちや友人から情報を得るのが一番多いですかね。あとは歯科商店の営業マンからの情報も大きいですね。

宇田川 それは大きいね。

吉留 歯科雑誌等からの情報も有用です。

　結局、何かに一生懸命に取り組んでいれば、とくに宣伝してなくても、それをいいと思ってくれた患者さんが来てくれるんです。院長がある方向を目指したら、これに合った患者さんが寄ってくる。私はそれでいいと思っています。

康本 ありがとうございました。インプラントのなかった時代は、自由診療を増やすには、長い年月と人格形成しかありませんでした。それがインプラントという高額治療が自由診療の単価を引き上げ、誰もがインプラント治療にシフトするようになりました。それでも、王道はやはり変わらないと思っています。

　ただ、一生懸命やった結果、患者さんが保険診療を選択されるという悲劇は、多くの歯科医師が経験している現実です。ですから、三方悪しにならないためには、あえて診療を断る勇気も必要です。やはり、強い信念あるいは理念をもって歯科医療に対峙してほしいと願っています。

多くの方に"**先生の思いを伝える**"
それが私たちの**内覧会**です。

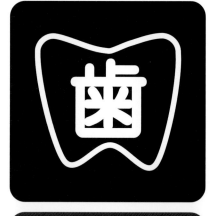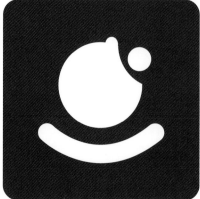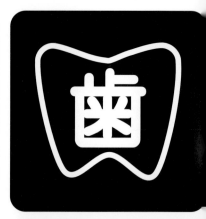

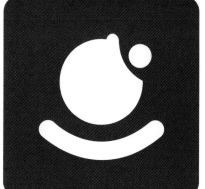

**内覧会
実施件数
No.1**

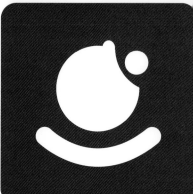

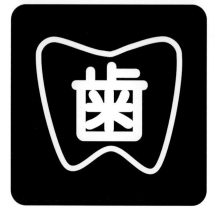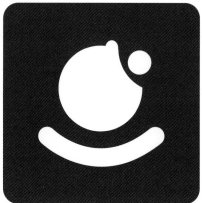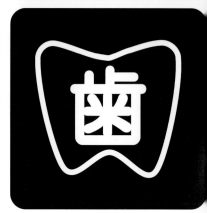

お口の中から始まる健康

 株式会社 メディカルアドバンス

http://www.medical-advance.com　　歯科　内覧会　 検索 CLICK!!

東京オフィス	大阪オフィス	福岡オフィス
〒141-0022 東京都品川区東五反田 1-10-10 オフィスT&U 2階 TEL 03-5798-2030　FAX 03-5449-8173	〒530-0001 大阪府大阪市北区梅田 1-11-4 大阪駅前第4ビル 2107 TEL 06-6347-6560　FAX 03-5449-8173 （本社共用）	〒812-0011 福岡市博多区博多駅前 2-17-19 安田第5ビル 505 TEL 092-292-6647　FAX 03-5449-8173 （本社共用）

全国開業歯科医アンケート
自由診療にどう取り組んでいますか？

「自由診療にどう取り組んでいるか」というテーマで、全国の歯科医師17名にアンケートを行った。スタッフの構成から、自由診療の設定料金、自由診療で難しいと思うことなどについてお答えいただいた。（編集部）

愛知県　T歯科クリニック

- スタッフの構成
  - 歯科医師（院長を含めて）（6）名
  - 歯科衛生士（4）名
  - 歯科助手（2）名
  - 受付（1）名
  - その他のスタッフ（2）名

- 開業されてから何年ですか？
  （13）年

- 歯科医院の特徴をお聞かせください。
  高級住宅地のファミリー向け。情報提供を充実させている。

- 自由診療と保険治療の割合について教えてください。
  ・自由診療（40）％　・保険（60）％

- 自由診療で行っているのはどのような治療ですか。
  矯正、補綴物、インプラント、ホワイトニング。

- 自由診療には1回あたり平均でどのくらい時間をかけていますか？
  （50）分

- 主な自由診療の料金を教えてください。
  インプラント：1本　300,000円＋税
  矯正：700,000円＋税
  e.max クラウン：1本　100,000円＋税

- 患者への自由診療のコンサルティングは誰がどのように行っていますか？
  スタッフ全員が説明。1本のときは、チェアーサイドで。全顎の場合はカウンセリングルームで。

- 自由診療で難しいと思われることを教えてください。
  スタッフ教育、患者への説明。

- 自由診療で気をつけていることを教えてください。
  保険の患者様の気分を害さないようにしながらも、差別化すること。

- 今後、どのような診療スタイルを考えていますか？
  保険と自由診療をうまく使い分けていきたい。

福岡県　H歯科クリニック

- スタッフの構成
  - 歯科医師（院長を含めて）（5）名
  - 歯科衛生士（8）名
  - 歯科助手（3）名
  - 受付（3）名
  - その他のスタッフ（4）名

- 開業されてから何年ですか？
  （14）年

- 自由診療と保険治療の割合について教えてください。
  - 自由診療（70）％　・保険（30）％

- 自由診療で行っているのはどのような治療ですか。
  矯正、補綴物、インプラント、歯周治療、予防、ホワイトニング、カリエス治療（ドックスベストセメント）。

- 自由診療には1回あたり平均でどのくらい時間をかけていますか？
  矯正（15〜30分）、その他（45〜60分）。

- 主な自由診療の料金を教えてください。
  矯正：平均 200,000円
  （90,000〜300,000円）
  インプラント：1本 300,000〜400,000円

- 患者への自由診療のコンサルティングは誰がどのように行っていますか？
  歯科衛生士、歯科助手。

- 自由診療で難しいと思われることを教えてください。
  技術の研鑽、スタッフ教育、患者への説明、料金の設定

- 自由診療で気をつけていることを教えてください。
  患者さんの要望を聞いたうえで、治療法をコーディネートし、患者さん自身に選んでもらう。決して、こちらから押しつけたり、説得したりしない。

- 今後、どのような診療スタイルを考えていますか？
  いまの状態を維持していきたい。

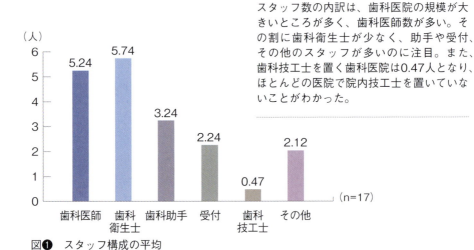

スタッフ数の内訳は、歯科医院の規模が大きいところが多く、歯科医師数が多い。その割に歯科衛生士が少なく、助手や受付、その他のスタッフが多いのに注目。また、歯科技工士を置く歯科医院は0.47人となり、ほとんどの医院で院内技工士を置いていないことがわかった。

図❶　スタッフ構成の平均

大阪府　Nデンタルスタジオ

- スタッフの構成（グループ全体）
  - 歯科医師（院長を含めて）（10）名
  - 歯科衛生士（15）名
  - 歯科助手（13）名
  - 受付（5）名
  - 歯科技工士（2）名
  - その他のスタッフ（14）名

- 開業されてから何年ですか？
  （10）年

- 歯科医院の特徴をお聞かせください。
  都市部まで20～30分の住宅街で、主要駅まで1本で行けることが魅力の地下鉄最終駅。分院は同じ沿線の2駅手前。医院周辺にはファミリー層向けのマンションが多く建ち、ご家族での来院が多い。

- 自由診療と保険治療の割合について教えてください。
  ・自由診療（28）％　・保険（72）％

- 自由診療で行っているのはどのような治療ですか。
  矯正、補綴物、インプラント、ホワイトニング、MFT（筋機能療法）

- 自由診療には1回あたり平均でどのくらい時間をかけていますか？
  （30～120）分

- 主な自由診療の料金を教えてください。
  インプラント：336,400円
  セラミッククラウン：97,200円
  オールセラミッククラウン：97,200円
  ジルコニアセラミッククラウン：129,600円
  ラミネートベニア：97,200円
  セラミックインレー：43,200円・48,600円
  ハイブリッドインレー：27,000円・32,400円
  矯正治療：226,800円～1,652,400円

- 患者への自由診療のコンサルティングは誰がどのように行っていますか？
  トリートメント・コーディネーターがコンサルティングルームで模型や本、パソコン画面などを用いて行っています。まず患者様の希望に耳を傾け、距離を近づけることを重視しています。

- 自由診療で難しいと思われることを教えてください。
  ・院長だけでなく、勤務医も頻繁にセミナーや講習会に参加し、日々技術の研鑽をする必要がある。
  ・CTは必須。これからはマイクロスコープも必須になってくると思われる。
  ・スタッフは、ホテル並みの接遇マナーのスキルが必要である。
  ・トリートメント・コーディネーターだけでなく、歯科助手にも歯科医師・歯科衛生士並みの知識と話術が必要になってくると思われる。
  ・時代にあった適正価格の設定が必要である。
  ・患者様に納得いただける保証年数の設定が必要である。
  ・その他、人材確保が大変である。

- 自由診療で気をつけていることを教えてください。
  患者様に保険診療以上に喜んでいただけるような診療内容・対応を心掛けている。補綴物であれば、長持ちする、審美的にも優れたものを提供し、自由診療を選択してよかったと心から思っていただけるような診療を心掛けている。

- 今後、どのような診療スタイルを考えていますか？
  保険と自由診療をうまく使い分けていきたい。保険診療であっても自由診療であっても、同じ高い水準での診療を継続していきたい。そのなかで、長持ちしない保険の金属の治療は、できるだけ自由診療のものに変更していきたい。

福岡県　N歯科クリニック

- スタッフの構成
  - 歯科医師（院長を含めて）（5）名
  - 歯科衛生士（4）名
  - 歯科助手（6）名
  - 受付（2）名
  - 歯科技工士（1）名
  - その他のスタッフ（5）名

- 開業されてから何年ですか？
  （11）年

- 歯科医院の特徴をお聞かせください。
  患者さんの年齢層は若く、仕事帰りの方で、夕方から忙しくなります。治療をしっかりと行いたいのですが、バタバタとして現状は思ったように治療はできておりません。

- 自由診療と保険治療の割合について教えてください。
  - 自由診療（20）％　・保険（80）％

- 自由診療で行っているのはどのような治療ですか。
  矯正、補綴物、インプラント、ホワイトニング。

- 自由診療には1回あたり平均でどのくらい時間をかけていますか？
  （60）分

- 主な自由診療の料金を教えてください。
  インプラント：1本　350,000円
  メタルボンド：1本　50,000円
  オールセラミックス：インレー；38,000円
  クラウン；78,000円
  ホワイトニング：ホーム　15,000円

- 患者への自由診療のコンサルティングは誰がどのように行っていますか？
  スタッフ（歯科衛生士、歯科助手）が口腔内写真を見せながら行っています。

- 自由診療で難しいと思われることを教えてください。
  スタッフ教育、患者への説明、保証。

- 自由診療で気をつけていることを教えてください。
  自由診療治療については、品質が上げられるように、常に気をつけています。

- 今後、どのような診療スタイルを考えていますか？
  保険と自由診療をうまく使い分けていきたい。

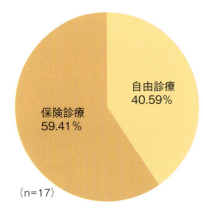

（n=17）

図❷　自由診療と保険診療の割合

自由診療と保険診療の割合は、保険診療が約6割を占める結果になった。どの医院も保険診療がベースになっていることがうかがえる。「保険も自費も」の理想的なバランスといえる。

北海道　S歯科クリニック

- スタッフの構成
  - 歯科医師（院長を含めて）（3）名
  - 歯科衛生士（10）名
  - 受付（4）名

- 開業されてから何年ですか？
  （25）年

- 歯科医院の特徴をお聞かせください。
  予防歯科をベースにし、定期的に歯医者に通うのが「あたりまえ」になるように医院作りをしています。定期ケア、床矯正、ホワイトニング、審美治療が自由診療のメインです。歯周病治療、破折歯治療、インプラント、口臭治療にも力を入れてます。

- 自由診療と保険治療の割合について教えてください。
  - 自由診療（35）％　・保険（65）％

- 自由診療で行っているのはどのような治療ですか。
  - 矯正（床矯正＋ブラケット矯正）
  - 補綴物（オールセラミック、e.max がメイン）
  - インプラント（月に1本程度）
  - 歯周治療（保険）
  - 予防（定期ケア、自由診療のメイン）
  - ホワイトニング（月に15万円位）
  - その他：（口臭治療、破折歯の接着治療）

- 自由診療には1回あたり平均でどのくらい時間をかけていますか？
  （60）分

- 主な自由診療の料金を教えてください。
  矯正（床矯正＋ブラケット矯正）：1床 60,000円、追加床　30,000円、ブラケット片顎　140,000円
  補綴物（オールセラミック、e.max がメイン）：オールセラミック1本 100,000円、e.max 1本 70,000円
  インプラント（月に1本程度）：1本 400,000円
  歯周治療（保険）
  予防（定期ケア、自由診療のメイン）：1人平均　6,000円
  ホワイトニング（月に150,000円位）：オフィス　15,000円、ホーム　15,000円
  口臭：1回　30,000円
  破折歯治療：1本　30,000円

- 患者への自由診療のコンサルティングは誰がどのように行っていますか？
  専属カウンセラー。休みのときはチーフ歯科衛生士。簡単な補綴カウンセリングは全歯科衛生士。

- 自由診療で難しいと思われることを教えてください。
  技術の研鑽、患者への説明、保証、その他は、最低でも10年もたせることができるようにするための正確な診断と治療計画、そして確実な施術。それらすべての質を上げること。

- 自由診療で気をつけていることを教えてください。
  正確な診断と治療計画、そして確実な施術と、カウンセリングで納得していただくこと。

- 今後、どのような診療スタイルを考えていますか？
  自由診療と保険診療が50：50になるようにする。保険のよいところと、自由診療のよいところを組み合わせる。保険制度の変化に惑わされない骨太の経営をつくる。もらえる人からもらう。患者さんもハッピーになる。そのために技術と診断のスキルを常に向上させる。

東京都　Y歯科クリニック

- スタッフの構成
  - 歯科医師（院長を含めて）（3）名
  - 歯科衛生士（2）名
  - 歯科助手（5）名
  - 受付（2）名

- 開業されてから何年ですか？
  （15）年

- 歯科医院の特徴をお聞かせください。
  インプラント・審美を中心とした総合歯科（小児除く）。

- 自由診療と保険治療の割合について教えてください。
  - 自由診療（75）％　・保険（25）％

- 自由診療で行っているのはどのような治療ですか。
  矯正、補綴物、インプラント、歯周治療、予防、ホワイトニング。

- 自由診療には1回あたり平均でどのくらい時間をかけていますか？
  （90）分

- 主な自由診療の料金を教えてください。
  インプラント：1本　450,000円

- 患者への自由診療のコンサルティングは誰がどのように行っていますか？
  補綴関係は、トリートメント・コーディネーター、インプラント・矯正は歯科医師、歯周治療・予防・ホワイトニングは歯科衛生士。

- 自由診療で難しいと思われることを教えてください。
  技術の研鑽、新しい機器の導入、スタッフ教育。

- 自由診療で気をつけていることを教えてください。
  カウンセリングを十分に行い、双方、納得の上で進める。

- 今後、どのような診療スタイルを考えていますか？
  いまの状態を維持していきたい。

補綴物やインプラント、矯正は、自由診療の主力となっている。また、ホワイトニングや予防といった、歯科衛生士主体となる自由診療の割合も高く、自費率アップに貢献しているようだ。

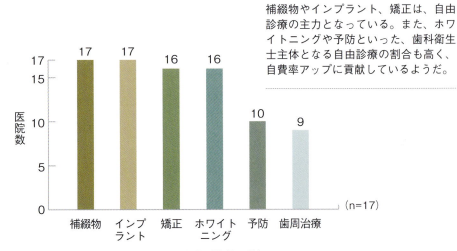

図❸　自由診療で行っている治療（複数回答）

宮崎県　K歯科

- スタッフの構成
  - 歯科医師（院長を含めて）（8）名
  - 歯科衛生士（8）名
  - 歯科助手（4）名
  - 受付（1）名
  - 歯科技工士（1）名
  - その他のスタッフ（4）名

- 開業されてから何年ですか？
  （18）年

- 歯科医院の特徴をお聞かせください。
  CT、マイクロスコープを用いた精密診療。

- 自由診療と保険治療の割合について教えてください。
  - 自由診療（70）％　・保険（30）％

- 自由診療で行っているのはどのような治療ですか。
  矯正、補綴物、インプラント、ホワイトニング。

- 自由診療には1回あたり平均でどのくらい時間をかけていますか？
  内容により異なる設定をしています。

- 主な自由診療の料金を教えてください。
  インプラント補綴込み：350,000円〜
  矯正：500,000円〜
  セラミック：50,000〜120,000円
  ホワイトニング：40,000円
  （いずれも消費税抜き）

- 患者への自由診療のコンサルティングは誰がどのように行っていますか？
  歯科医師、トリートメント・コーディネーター、歯科衛生士が随時必要な時に（治療計画立案後に）。

- 自由診療で難しいと思われることを教えてください。
  技術の研鑽、資金繰り。

- 自由診療で気をつけていることを教えてください。
  自由診療だからといって特別なものはありません。すべての治療に高いクオリティーを注いでいますが、患者の健康やQOLの向上のために必要であり、かつ保険診療ではカバーできない分野が自由診療になります。

- 今後、どのような診療スタイルを考えていますか？
  いまの状態を維持していきたい。

東京都　Cクリニック

- スタッフの構成
  - 歯科医師（院長を含めて）（3）名
  - 歯科衛生士（2.5）名
  - 歯科助手（2）名
  - 受付（1）名

- 開業されてから何年ですか？
  （9）年

- 歯科医院の特徴をお聞かせください。
  審美、予防中心で、都心型の小規模歯科医院。

- 自由診療と保険治療の割合について教えてください。
  - 自由診療（80）％　・保険（20）％

- ■ 自由診療で行っているのはどのような治療ですか。
  矯正、補綴物、インプラント、歯周治療、予防、ホワイトニング。

- ■ 自由診療には1回あたり平均でどのくらい時間をかけていますか？
  （60）分

- ■ 主な自由診療の料金を教えてください。
  セラミッククラウン：150,000円
  インプラント：400,000円
  クリーニング：8,000円

- ■ 患者への自由診療のコンサルティングは誰がどのように行っていますか？
  診断、治療計画は歯科医師で、クロージングはトリートメント・コーディネーターです。

- ■ 自由診療で難しいと思われることを教えてください。
  スタッフ教育、料金の設定、保証。

- ■ 自由診療で気をつけていることを教えてください。
  期待値のコントロール。

- ■ 今後、どのような診療スタイルを考えていますか？
  自由診療中心の治療に移行していきたい。

大阪府　M歯科医院

- ■ スタッフの構成
  ・歯科医師（院長を含めて）（2）名
  ・歯科衛生士（1）名
  ・歯科助手（2）名

- ■ 開業されてから何年ですか？
  （3）年

- ■ 自由診療と保険治療の割合について教えてください。
  ・自由診療（30）％　・保険（70）％

- ■ 自由診療で行っているのはどのような治療ですか。
  矯正、補綴物、インプラント、予防、ホワイトニング。

- ■ 自由診療には1回あたり平均でどのくらい時間をかけていますか？
  （30）分

- ■ 主な自由診療の料金を教えてください。
  インプラント：380,000円

- ■ 患者への自由診療のコンサルティングは誰がどのように行っていますか？
  歯科医師。

- ■ 自由診療で難しいと思われることを教えてください。
  技術の研鑽、スタッフ教育、患者への説明、料金の設定。

- ■ 自由診療で気をつけていることを教えてください。
  患者への説明と反応。

- ■ 今後、どのような診療スタイルを考えていますか？
  保険と自由診療をうまく使い分け、自由診療中心の治療に移行していきたい。

兵庫県　A歯科クリニック

- スタッフの構成
  - 歯科医師（院長を含めて）（9）名
  - 歯科衛生士（9）名
  - 歯科助手（5）名
  - 受付（6）名
  - 歯科技工士（2）名
  - その他のスタッフ（6）名

- 開業されてから何年ですか？
  （10）年

- 歯科医院の特徴をお聞かせください。
  ①メインテナンス：予防やクリーニング、定期健診を重視します。
  ②笑顔と優しさ：常に患者様の立場に立って優しい対応を行います。
  ③無痛治療：痛くない・削らない・抜かない治療を心がけます。
  ④説明と同意（インフォームド・コンセント）：理解をしていただいたうえで、治療を勧めます。
  ⑤時間を大切に：一人ひとりに余裕をもった治療で、予約も含め時間を大事にします。
  ⑥長いお付き合い：資料作りを徹底し、お口の健康作りに役立てていきます。
  ⑦日々勉強：最新最高の医療をお届けできるように、日々努力します。

- 自由診療と保険治療の割合について教えてください。
  - 自由診療（57）%　・保険（43）%

- 自由診療で行っているのはどのような治療ですか。
  矯正、補綴物、インプラント、歯周治療、予防、ホワイトニング。

- 自由診療には1回あたり平均でどのくらい時間をかけていますか？
  （60）分

- 主な自由診療の料金を教えてください。
  インプラント：1本 399,600円（税込）
  矯正両顎：702,000円（税込）

- 患者への自由診療のコンサルティングは誰がどのように行っていますか？
  すべての患者様へ各担当歯科医師がコンサルを行い、補足としてトリートメント・コーディネーターが行っている。

- 自由診療で難しいと思われることを教えてください。
  スタッフ教育。

- 自由診療で気をつけていることを教えてください。
  治療前の資料撮りはもちろん、しっかり納得のいくまで十分な説明ができているか、また、その説明に患者様が本当に納得され、その歯科医師のことを信頼されたかどうかが重要です。手術の技術や知識だけが豊富でもだめだと考えています。何でも気さくに相談できる歯科医師が理想です。また、担当医以外の歯科医師の話を聞くセカンドオピニオンも大事だと考えています。当院では、インフォームド・コンセントを全歯科医師に徹底しております。

- 今後、どのような診療スタイルを考えていますか？
  保険と自由診療をうまく使い分けていきたい（自由診療50%　保険50%を目指す）。

大阪府　H歯科医院

- スタッフの構成
  - 歯科医師（院長を含めて）（5）名
  - 歯科衛生士（4）名
  - 歯科助手（6）名
  - 受付（3）名
  - 歯科技工士（1）名
  - その他のスタッフ（2）名

- 開業されてから何年ですか？
  （18）年

- 歯科医院の特徴をお聞かせください。
  保険診療を中心としています。とくに歯科衛生士による予防処置を重点的に行っております（保険にて）。1階が治療ゾーン、2階がケアゾーンとなっており、チェアー11台で診療を行っております。

- 自由診療と保険治療の割合について教えてください。
  ・自由診療（20）％　・保険（80）％

- 自由診療で行っているのはどのような治療ですか。
  矯正、補綴物、インプラント。

- 自由診療には1回あたり平均でどのくらい時間をかけていますか？
  （60）分

- 主な自由診療の料金を教えてください。
  インプラント：1本　400,000円
  オールセラミッククラウン：1本 100,000円　等

- 患者への自由診療のコンサルティングは誰がどのように行っていますか？
  トリートメント・コーディネーターが2名います。カウンセリングルームで、実物、模型、写真などを見せながら行っております。

- 自由診療で難しいと思われることを教えてください。
  技術の研鑽、スタッフ教育、保証。

- 自由診療で気をつけていることを教えてください。
  予知性のない無理な治療をしないこと。

- 今後、どのような診療スタイルを考えていますか？
  自由診療中心とまではいかなくとも、自費率を20％から40％位までもっていきたい。歯科衛生士を増やして、予防処置を増加させたい。

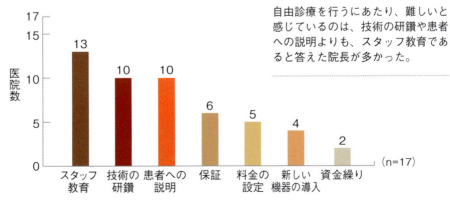

自由診療を行うにあたり、難しいと感じているのは、技術の研鑽や患者への説明よりも、スタッフ教育であると答えた院長が多かった。

図❹　自由診療で難しいと思われること（複数回答）

兵庫県　N歯科医院

■ スタッフの構成
- 歯科医師（院長を含めて）（9）名
- 歯科衛生士（6）名
- 歯科助手（受付兼務）（15）名
- 歯科技工士（2）名
- その他のスタッフ（3）名

■ 開業されてから何年ですか？
（10）年

■ 歯科医院の特徴をお聞かせください。
診療時間が長く、患者さんの利便性が高い。主訴治療が中心になりやすい現状がある。患者さんの健康レディネスが比較的低い。診療時間が長いためだと考えられるが、歯科衛生士が集まりにくい。

■ 自由診療と保険治療の割合について教えてください。
- 自由診療（10）％　・保険（90）％

■ 自由診療で行っているのはどのような治療ですか。
矯正、補綴物、インプラント、ホワイトニング。

■ 自由診療には1回あたり平均でどのくらい時間をかけていますか？
（60）分

■ 主な自由診療の料金を教えてください。
インプラント：前歯部　450,000円（税別）
インプラント：臼歯部　400,000円（税別）
オールセラミッククラウン：80,000～120,000円（税別）
矯正：700,000円（税別）

■ 患者への自由診療のコンサルティングは誰がどのように行っていますか？
歯科医師が中心に、単冠などの簡単な治療説明は歯科助手がX線写真、資料や模型を使いチェアーサイドにて説明。カウンセリングルームの活用頻度は少ない。

■ 自由診療で難しいと思われることを教えてください。
スタッフ教育、患者への説明。

■ 自由診療で気をつけていることを教えてください。
当院の理念に「患者の一生涯のプラスになる歯科医療の追求」を掲げています。患者の生涯までを含めて考え、本当に適した選択をしたい。また、患者が満足しないと意味がないと思っている。治療の品質を維持すること、そのために、診査診断を正確にすることが最も大切であると考えている。

■ 今後、どのような診療スタイルを考えていますか？
保険と自由診療をうまく使い分けていきたい。

沖縄県　H歯科医院

- スタッフの構成
  - 歯科医師（院長を含めて）（2）名
  - 歯科衛生士（2）名
  - 歯科助手（1）名
  - 受付（1）名
  - その他のスタッフ（1）名

- 開業されてから何年ですか？
  （19）年

- 歯科医院の特徴をお聞かせください。
  地域医療を主体として、学校健診、乳幼児健診を行っています。

- 自由診療と保険治療の割合について教えてください。
  ・自由診療（18）％　・保険（82）％

- 自由診療で行っているのはどのような治療ですか。
  矯正、補綴物、インプラント、歯周治療、ホワイトニング。

- 自由診療には1回あたり平均でどのくらい時間をかけていますか？
  （30）分

- 主な自由診療の料金を教えてください。
  矯正：500,000円
  メタルボンド：1本　65,000円
  ホワイトニング：20,000円（片顎）、40,000円（両顎）

- 患者への自由診療のコンサルティングは誰がどのように行っていますか？
  歯科医師、歯科衛生士。

- 自由診療で難しいと思われることを教えてください。
  技術の研鑽。

- 自由診療で気をつけていることを教えてください。
  確実に結果を出す。

- 今後、どのような診療スタイルを考えていますか？
  予防について、保険も自由診療も伸ばしていきたいと考えています。

宮城県　クリニックF

- スタッフの構成
  - 歯科医師（院長を含めて）（1）名
  - 歯科衛生士（1）名
  - 歯科助手（2）名
  - 受付（1）名
  - その他のスタッフ（1）名

- 開業されてから何年ですか？
  （11）年

- 歯科医院の特徴をお聞かせください。
  ユニット2台とコンパクトですが、マンション1階のコンビニ型でオフィス街にあり、視認性に優れます。マイクロスコープ、CT等必要な機器を揃えています。

- 自由診療と保険治療の割合について教えてください。
  ・自由診療（45）％　・保険（55）％

- 自由診療で行っているのはどのような治療ですか。
  矯正、補綴物、インプラント、ホワイトニング、エンド。

- 自由診療には1回あたり平均でどのくらい時間をかけていますか？
  (60)分

- 主な自由診療の料金を教えてください。
  インプラント：1本　350,000円＋税
  エンド：1根管　30,000円＋税

- 患者への自由診療のコンサルティングは誰がどのように行っていますか？
  院長自身がアポイントを取って行っています。

- 自由診療で難しいと思われることを教えてください。
  技術の研鑽、新しい機器の導入、スタッフ教育、患者への説明。

- 自由診療で気をつけていることを教えてください。
  アポイントをしっかり守り、必要十分にコンサルティングと治療に時間をかけること。

- 今後、どのような診療スタイルを考えていますか？
  保険と自由診療をうまく使い分けていきたい。

大阪府　I歯科

- スタッフの構成
  ・歯科医師（院長を含めて）（5）名
  ・歯科衛生士（6）名
  ・歯科助手（3）名
  ・受付（3）名
  ・その他のスタッフ（1）名

- 開業されてから何年ですか？
  (15)年

- 歯科医院の特徴をお聞かせください。
  オフィス街にあり、サラリーマン、OLが多い。子どもとお年寄りは少ない。コンサルティングに力を入れている。接遇が素晴らしい。

- 自由診療と保険治療の割合について教えてください。
  ・自由診療（40）％　・保険（60）％

- 自由診療で行っているのはどのような治療ですか。
  補綴物、インプラント、予防、ホワイトニング、アンチエイジング。とくに補綴が多い。

- 自由診療には1回あたり平均でどのくらい時間をかけていますか？
  (60)分

- 主な自由診療の料金を教えてください。
  インプラント：400,000円
  オールセラミックCr：150,000円
  メタルボンド：120,000円

- 患者への自由診療のコンサルティングは誰がどのように行っていますか？
  クリニカルコーディネーター。

- 自由診療で難しいと思われることを教えてください。
  新しい機器の導入、患者への説明、保証。

- 自由診療で気をつけていることを教えてください。
  満足感があるように結果を出す。

- 今後、どのような診療スタイルを考えていますか？
  保険と自由診療をうまく使い分けていきたい。比率を50％位にもっていきたい。

石川県　A歯科クリニック

- スタッフの構成
  - 歯科医師（院長を含めて）（6）名
  - 歯科衛生士（11）名
  - 受付（4）名
  - その他のスタッフ（6）名

- 開業されてから何年ですか？
  （18）年

- 歯科医院の特徴をお聞かせください。
  住宅地で、予防にも力を入れて診療している。それぞれの歯科医師が得意分野をもち一般治療から自由診療、訪問診療まで1医院で地域のニーズの多くに対応できる。

- 自由診療と保険治療の割合について教えてください。
  - 自由診療（32）％　・保険（68）％

- 自由診療で行っているのはどのような治療ですか。
  矯正、補綴物、インプラント、歯周治療、予防、ホワイトニング。

- 自由診療には1回あたり平均でどのくらい時間をかけていますか？
  （60）分

- 主な自由診療の料金を教えてください。
  インプラント：1本　300,000円
  矯正：上下　600,000円

- 患者への自由診療のコンサルティングは誰がどのように行っていますか？
  主に受付、トリートメント・コーディネーターがカウンセリングルームで資料を見せながら。

- 自由診療で難しいと思われることを教えてください。
  スタッフの理解が一番大事だと考えています。技術の習得とスタッフの理解があれば後は解決すると思います。

- 自由診療で気をつけていることを教えてください。
  患者さんが自由診療の治療費を払うことが、自分にとってとても有益なことだと実感してもらうこと。歯科では自由診療で治療を受けることが当たり前のことだと理解していただくことです。

- 今後、どのような診療スタイルを考えていますか？
  保険と自由診療をうまく使い分けていきたい。

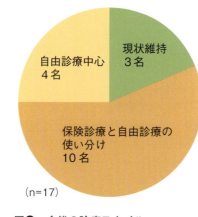

（n=17）

図❺　今後の診療スタイル

今後の診療スタイルとして、現状維持を含めて、保険診療と自由診療を使い分けていきたいと答えた院長が多かった。現状では、最も一般的な診療スタイルと思われる。

東京都　S歯科

- **スタッフの構成**
  - 歯科医師（院長を含めて）（常勤2、非常勤5）名
  - 歯科衛生士（常勤3、非常勤1）名
  - 歯科助手（常勤1、非常勤1）名
  - 受付（常勤1）名

- **開業されてから何年ですか？**
  （9）年

- **歯科医院の特徴をお聞かせください。**
  住宅地にある地域密着型の歯科医院です。乳幼児から高齢者まで幅広い年齢層の方にいらしていただいています。親子3代でいらしてくださる方が多いのも特徴と感じています。

- **自由診療と保険治療の割合について教えてください。**
  - 自由診療（20）％　・保険（80）％

- **自由診療で行っているのはどのような治療ですか。**
  矯正、補綴物、インプラント、歯周治療、予防、ホワイトニング、歯内療法。今後はスプリント、歯冠修復にも自由診療を設定する予定です。

- **自由診療には1回あたり平均でどのくらい時間をかけていますか？**
  （60）分

- **主な自由診療の料金を教えてください。**
  インプラント：1本　350,000円〜（上部構造を含む）
  クラウン：オールセラミックス（ジルコニア）1本　129,600円、ポーセレンフューズドメタルセラミックス1本　97,200円、e.max　81,000円、ゴールド　75,600円
  インレー：ゴールド、e.maxともに1本54,000円
  金属床義歯：270,000円〜
  ノンクラスプ義歯：54,000円〜
  矯正治療：378,000円（1期、2期）、成人矯正　756,000円
  ホワイトニング：オフィス14,580円、ホーム　スターターキット　32,400円

- **患者への自由診療のコンサルティングは誰がどのように行っていますか？**
  歯科医師、歯科助手が行っております。治療計画を提示する際に、各種資料をご用意して行います。

- **自由診療で難しいと思われることを教えてください。**
  スタッフ教育、患者への説明、料金の設定。

- **自由診療で気をつけていることを教えてください。**
  ①押し付けにならないようにすること
  ②来院者のご希望、ライフスタイルにあったご提案をして、一緒に最善の方法を考えること
  ③①、②の満足度に気を配っております。

- **今後、どのような診療スタイルを考えていますか？**
  自由診療中心の治療に移行していきたいです。

歯科矯正:シリーズ講習会

日本歯科医師会生涯研修認定

　我が国において咬合誘導や咬合育成（予防矯正や抑制矯正）という言葉が叫ばれ始めてから、かれこれ20年以上経過したように思われます。その間、小児歯科界では、保隙装置の必要性について論議され、「保隙装置を使用しても不正咬合になってしまう」「自分としては咬合誘導をやって来たはずだが、永久歯列になったらスペースが足りなくなって叢生が残ってしまった」などという話をよく耳にしました。また、そうした症例を数多く診たり、見せられたりしてきました。そうして「ディスクレパンシー」と言う言葉がはやり、「日本人の顎が小さくなった」と、矯正専門医以外の歯科医までが、抜歯の矯正を勉強するようになってしまいました。

　私の説く、「咬合誘導」は、30年以上に渡り、如何に非抜歯に持っていくかの臨床と研究の中で、打ち立てられた「不正咬合の予防」なのです。その予防的治療の原点として考えるのは、「歯列周長」であり、その「発育」です。ディスクレパンシーに対しては、常に「それを０（ゼロ）にする」ことを考えます。又、使用装置についてはなるべく簡単な装置を選択することによって、患者が楽であると同時に術者も治療が大変楽であり、患者の協力も得られることになります。

　治療については「顎の発育と歯列の発育は別である」という臨床的新理論を基にし、又、発育を考慮したスペース・リゲーニングとはどのような遠心移動や側方拡大が正しいのか、などの理論と方法が確立されました。

　これらの理論や方法を理解して頂き、使用装置の調節や適応症に注意され少しでも多くの非抜歯症例をつくり、子供達をそして人の健康を助けて頂きたいと思います。

各務　

シリーズ講演会（その1）　非抜歯正常咬合への誘導と育成　〈4日間〉

『不正咬合を予防する』の考えに立って
主な内容

1 なぜ不正咬合を予防するのか
・不定愁訴は、子供にもある
・口腔内及び口腔周囲の環境による影響
・不定愁訴と歯列・咬合と舌と酸素の関係
・連続抜去法は、その子の歯列の成長を人為的に止めている
・今あるディスクレパンシーを「０（ゼロ）」にしていく考え方

2 患者や親に何をどう話すか
・初診時に何処をどう観るか
・初診時に何をどう話すか
・初診時に今の不定愁訴を当てて歯列や顎の将来を予測する
・子供をいじめる治療をしない
・乳歯が残っている年齢ではブラケットを付けない
・歯列の成長発育期には、内側からの簡単な装置とする

3 骨格的問題の考え方と治療法
・顎骨の発育メカニズム
・顎・顔面の成長発育についての臨床的な正しい考え方
・咬合誘導の第一歩は、反対咬合や交叉咬合を治すこと
・若年者反対咬合の完全な治し方
・反対咬合や交叉咬合は、早期治療を行う
・年齢による各種装置の考え方と使用法
・舌と舌小帯の観察の方法と対応法
・乳犬歯逆誘導の観察と対処法
・悪習癖の発見と治療の方法
・症例による装置の選択と使用限界
・装置撤去後の注意点
・反対咬合治療においての上、下顎についての考え方と対処法

4 歯列的問題の考え方と治療法
（全て非抜歯法で考える）
・歯列の発育メカニズム
・口腔内の歯列を診て今後の歯列を予測する簡単な方法
・一歯治すも、全歯列について考える
・「部分的な保隙装置は危険である」の理由
・調節可能なfull保隙装置
・正中離開は自然に治るのか
・四前歯萌出時の養生への対処方法
（絶対にブラケットは付けない、その理由と考え方）
・「指しゃぶり（オシャブリ）をやらせる」理由と止めさせる時期と止めさせる方法
・指しゃぶり（オシャブリ）での開咬の考え方と簡単な治し方
・ガムを噛ませるキャンペーンはなぜ行うのか
・下顎を非抜歯にもっていく理論と方法
・下顎乳歯の抜歯順番のテクニック
（口輪筋の圧力をいかに使うか）
・下顎における3D各装置の簡単な使用方法
（スペースリゲーニングなど）
・上顎を非抜歯にもっていく理論と方法
・上顎各乳歯の抜歯時期とタイミングとその理由
・上顎における3D各装置の使用方法
（歯列の発育理論に合わせたコントロール）
・上下第一大臼歯は、ドクターが自由にコントロールする（できる）
・ブラケットを使用しての仕上げの必要性
・レベリングの手順とワイヤーの選択
・歯列顎骨の拡大についての正常な考え方と方法
・咬合の完成と後戻りさせない理論と方法

5 永久歯列患者についての非抜歯への考え方と方法

6 成人矯正患者についての考え方と方法
・各症例についての対処法
・ボール・スプリントについて
・治療の手順
・仕上げの考え方
・各種不定愁訴の原因とその除去について
・不定愁訴の年齢別・男女別診断について

以上の様な内容を4日間に分けてデモや実習を織り混ぜながら講習して頂きます。

この4日間コースでの理論を実践する為のコースとして　その2、3Dテクニックコース　その3、フィニッシングコース　その4、アドバンスコースも企画しております。

日時：平成27年3月21日(祭) 10:00〜19:00
　　　　　22日(日) 9:30〜16:00
　　　4月18日(土) 10:00〜19:00
　　　　　19日(祭) 9:30〜16:00

会場：サンシャイン文化会館7階（東京池袋）
費用：合計340,200円
　　（講習費230,000円、実習材料費85,000円、消費税25,200円）

申込み：株式会社筑波総合歯研　TEL.03-3951-4702　FAX.0120-096-298
http://www.tsukuba-shiken.co.jp

協賛：株式会社ロッキーマウンテンモリタ

シリーズ講習会（その2） **モジュール矯正 3Dテクニック研修会** 〈3日間〉

〈タイポドント使用3日間コース〉　日本歯科医師会認定

（モジュール矯正に使用する各装置の的確な調整方法についての理論・デモ・実習）

＝非抜歯交合誘導に欠かせない装置
補綴や本格矯正の前準備的使用に最適＝

外から見えない、6｜6band,内側のワイヤー1本で、コントロールするマジック的装置

3Dリンガル・アーチ　垂直着脱で容易

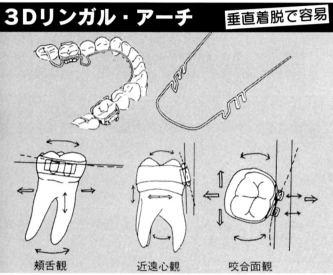

頬舌観　　近遠心観　　咬合面観

〈主な治療効果〉
① 大臼歯の頬舌的な移動及び傾斜の修正（トルク・コントロール）
② 大臼歯の捻転や近心傾斜の修正
③ 第二・第三大臼歯の位置や傾斜などの修正
④ 下顎大臼歯の遠心移動
⑤ 前歯の舌側傾斜や多少な叢生の修正
⑥ 過剰なる下顎のスピーの湾曲の修正
⑦ 上顎 Nance Holding Arch として
⑧ 下顎の調節可能な Full保隙装置として
⑨ 舌側弧線装置の主線として
⑩ 悪習癖に対する防止装置としてなど

3Dクワッドヘリックス　垂直着脱で容易

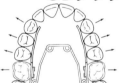

〈主な治療効果〉
① 上顎側方歯群の両側及び片側拡大（自由方向）
② 上顎大臼歯の捻転の修正や拡大　小臼歯等の近遠心的動きは自由
③ 2｜2クロスバイトの引っ掛け出し

3Dクワドアクション　垂直着脱で容易

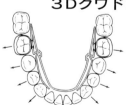

〈主な治療効果〉
① 下顎側方歯群の両側及び片側拡大（舌側傾斜の修正）
② 下顎大臼歯の捻転の修正や拡大
③ 下顎前歯の前方拡大

術前	術後
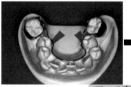	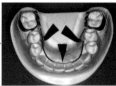
舌側傾斜の修正	
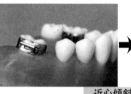	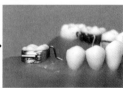
アーチ変形の修正	
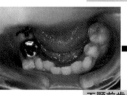	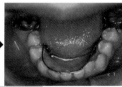
近心傾斜の修正	
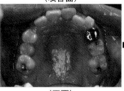	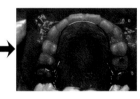
下顎前歯の前方拡大	
（咬合面）	
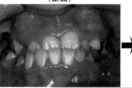	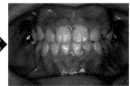
（正面）	
反対咬合症例の上顎前歯前方拡大	

日時：平成27年7月18日(土)　　会場：都内会場
　　　7月19日(日)　　　　　　費用：合計373,680円
　　　7月20日(祭)　　　　　　　　（講習費220,000円、実習材料費126,000円、消費税27,680円）

申込み：**株式会社筑波総合歯研**　TEL.03-3951-4702 FAX.0120-096-298
http://www.tsukuba-shiken.co.jp
協賛：株式会社ロッキーマウンテンモリタ

見えない矯正!!

AsoAligner® アソアライナー®
患者様説明用 透明な矯正装置 アソアライナー®のご紹介

アソアライナー®とは‥‥

AsoAligner®は、透明で薄く審美性に優れた**マウスピース型**の矯正装置です。
また、AsoAligner®は、コンピューターを製作過程に使用しています。患者様一人ひとりに合わせてオーダーメイドで製作されるため、正確な矯正装置をご提供できます。

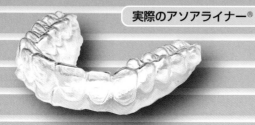

実際のアソアライナー®

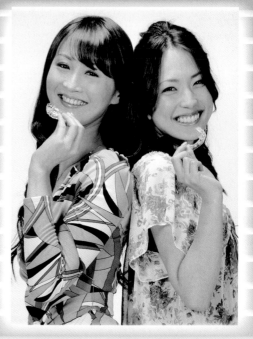

『見えない』矯正装置

従来の矯正装置には金属製のブラケットを使用しており、笑ったりすると、どうしても金属色が目立ってしまいました。
AsoAligner®は薄いプラスチック製のシートを使用します。透明で目立たないので、周囲から矯正治療をしていることに気付かれません。

あなたから"笑顔"を奪いません。

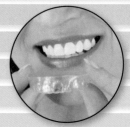

アソアライナー®の特徴

・透明で薄いシートを使用するため、目立たない。
・発音障害、異物感覚が少ない。
・取り外してブラッシングが可能なため、衛生的。
・他の矯正装置との併用が可能。
・3種類のシートの硬さで矯正力をコントロールすることで、矯正による痛みを軽減。

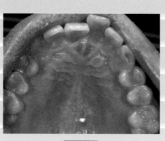
治療前

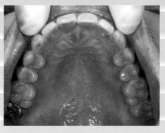
治療後

●お問い合わせは下記まで

アソアライナー®取扱い歯科医院は、全国に5,000医院あります。

株式会社 A.S.O.

本社：〒104-0061 東京都中央区銀座2-11-8 中央ビル3F　TEL.03-3547-0471　FAX.03-3547-0475
E-mail:aso@aso-inter.co.jp　URL:http://www.aso-inter.co.jp

横浜支社：〒220-0023　神奈川県横浜市西区平沼2-7-23-6F　TEL.045-312-8002
大阪支社：〒532-0011　大阪府大阪市淀川区西中島5-8-21-2F　TEL.06-6886-2382　FAX.06-6886-2383
新潟支社：〒950-0911　新潟県新潟市中央区笹口2-10-16　TEL.025-278-8436　FAX.025-278-8437
名古屋支社：〒460-0003　愛知県名古屋市中区錦2-19-21 広小路TNビル5F　TEL.052-201-5371　FAX.052-201-5372

光と水が歯科治療の未来を変える
Waterlase iPlus・ePic・eZlaseセミナー　waterlase iPlus

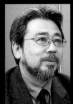
講師 津田 忠政 先生
医療法人社団光揚会
理事長 DDS、PHD
日本レーザー歯学会理事長
岡、認定医、指導医
神奈川歯科大学客員教授
WCLI マスター
WCLI 日本支部理事

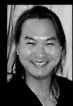
講師 神野 剛良 先生
アルファデンタルクリニック院長
朝日大学非常勤講師
日本顎咬合学会認定医
WCLI フェロー
同、認定医

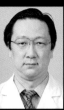
講師 松見 秀之 先生
松見歯科医院院長
明海大学歯学部機能保存
回復学講座歯内療法分野講師
WCLI 日本支部副会長
日本レーザー歯学会評議員、
同、認定医、指導医
日本歯科保存学会認定医、
同、専門医、指導医

半導体レーザーePic eZlaseの基礎と臨床

■歯周治療：お薬に頼らない歯周治療
・光線力学療法による歯周治療
・レーザーと次亜塩素酸水を併用した
　歯周治療と口腔内ケアー、ＬＡＰＴ、ＬＢＲ
　（レーザーバクテリアリダクション）の臨床 他
■軟組織：切開・切除、インプラント二次ＯＰ、他
■疼痛緩和：ＬＬＬＴ、術後の治癒促進、他
■レーザーホワイトニング
　話題の歯牙に優しいホワイトニングシステム、
　ポリリンホワイトを併用したクイックホワイトニング。

Waterlase iPlusの基礎と臨床

■口腔外科分野への応用
・骨隆起、インプラント処置への応用
・疼痛の緩和、消炎、鎮痛、治癒促進　他
■新型ＲＦＰＴチップによるペリオ処置　他
■Waterlase iPlusの歯内療法分野への応用
・根管形成後の根管洗浄は、根管充填を成功させる
　重要な要因である。レーザーによる根管治療への
　積極的応用法について基礎から応用までを詳述する。

アシスタントキャビ

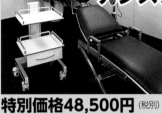

小型機器の持ち運びや収納に適したカート型キャビネット。
(例)スケーラー、照射器、小型レーザー等

特別価格48,500円(税別)
送料が別途かかります。

天板の上での書類作成にも適しています。

たっぷり収納できる引き出し(ストッパー付き)

テーブルサイズ:35X40cm
奥行44.5cmX幅40cm
高さ78.8cm

ご用命は、FAXにて
セミナーにて展示中

イエロー　ホワイト

2015年セミナー日程

●名古屋セミナー
　日　程：**2月22日(日)10:00～16:30**
　会　場：AP名古屋 名駅IMAIビル7F 名古屋駅より徒歩3分
　定　員：20名
　参加費：3,000円

●東京セミナー
　日　程：**3月29日(日)10:00～16:30**
　会　場：東京八重洲ホール 東京八重洲中央口より徒歩3分
　定　員：20名
　参加費：3,000円

●スキルアップセミナー
　日　程：お問い合わせください。
　会　場：高輪台デンタルクリニック 高輪台駅より、徒歩５分
　定　員：6名
　参加費：10,000円
　　　　　詳細は、お問い合わせください。

お問い合わせ先 ライフジャパン(株)
米国Biolase正規代理店　TEL：042-569-6371
お申込みFAX.042-539-6372

チェックしてください
■2月22日(名古屋)　■3月29日(東京)
■未定(スキルアップセミナー・高輪台)

歯科医院名

ご住所 〒

電話番号(　　　)　−

フリガナ

お名前

ワゴンのご注文　ご希望台数
ホワイト　　台 ＋ イエロー　　台

「優秀な人財が来ない」とあきらめる前に…

採用と定着を実現する仕組みを導入しませんか？

83%が職場選びで福利厚生を重視!!

※エン・ジャパン株式会社による819名の女性を対象とした「福利厚生」についてのアンケート調査結果（調査期間：2013年11月28日～2013年12月25日）

医療・介護従事者のための福利厚生サービス

@Benefit

@Benefit（アットベネフィット）は、JTBグループのJTBベネフィットと提携して人材投資としての福利厚生サービスを提供し、医療・介護従事者のより良い暮らしと学び多き職場環境づくりをサポートします。

"医療・介護機関にも大企業並みの職場環境を"

従業員満足度を高め魅力ある職場づくりを実現

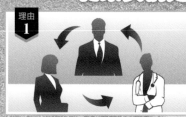

理由 1
業務負担の軽減
アウトソーシングすることで手間が省けて業務負担の軽減を実現

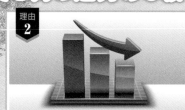

理由 2
低コスト・損金算入
大企業並みの充実したサービスを低コスト・損金算入で導入可能

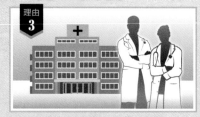

理由 3
人材の採用と定着
充実した福利厚生制度を導入することで人材の採用と定着を実現

FOR YOU MEDICAL
フォーユーメディカル株式会社

サービスの詳細は　[アットベネフィット]　検索

〒103-0005
東京都中央区日本橋久松町11-8 日本橋118ビル 6F
FAX：03-5645-8330

http://www.benefits.jp

受付時間：月～金 9:00～18:00 ／ 定休日：土日祝
お電話でのお問い合わせは
サンキュー労務
0120-77-3966
フリーダイヤル

24時間対応
メールでのお問い合わせは
info@benefits.jp
E-mail

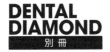

DENTAL DIAMOND 別冊

人もお金もついてくる
歯科医院の経営判断

編集委員 渡辺 博（渡辺会計グループ）

人のこと、お金のことで「**どうしよう？**」と悩んだら？
たとえば……

- 悩 テナント開業を続けるか、一戸建てにするか……
- 悩 毎年売上が徐々に下がっている……
- 悩 スタッフの残業時間をどう計算しよう……
- 悩 診療に影響が出ない有給休暇のルールは……
- 悩 訴訟トラブルのリスクを回避するには……
- 悩 売上が上がっているのにお金が貯まらない……
- 悩 スタッフの理解がなかなか得られない……

などの悩みも、本書があればスッキリ解決！
そのうえ、医院とスタッフの成長・発展に繋げられる!!

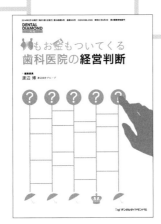

B5判／124頁
定価（本体4,200円＋税）

院内がうまく回るヒント満載!!

歯科医院が成長・発展していけるかどうかは、規模の大小を問わず、日々の"経営判断"がターニングポイントになっています。そこで、医院経営で遭遇しやすい人やお金にかかわる疑問・悩みを中心に、具体的かつわかりやすく解説する本書『人もお金もついてくる歯科医院の経営判断』を企画しました。患者さんもスタッフもお金もついてくるヒントが満載で、歯科医院をマネジメントする院長を永くバックアップする1冊です！

Dd デンタルダイヤモンド社

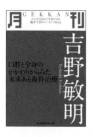

デンタルダイヤモンドの歯学書籍と映像
http://www.dental-diamond.co.jp/

- 書籍・映像商品のご注文はデンタルダイヤモンド協販店（歯科商店）、歯大売店、医書専門店等で承ります。
- 弊社宛直接お申し込みの場合は、送料実費をお申し受けいたします。
- 書籍・映像商品の資料ご希望の方は弊社販売課宛にTEL、FAXにてお申し付け下さい。
- 定価は本体価格に消費税額を加算したものとなります。
- 本欄に掲載されている歯学図書と映像は2015年2月1日現在のものです。在庫僅少等諸般の事情により、予告なく絶版・販売終了することがあります。

臨床一般

臨床のレベルアップPOINT まずは60	千田 彰／伊藤公一／椎木一雄／村岡秀明／貽部 洋	本体6,000円＋税
歯科なるほどホント学	井上 孝	本体3,300円＋税
歯科なるほどボウケン学	井上 孝	本体3,100円＋税
歯科なるほどケンサ学	井上 孝	本体3,100円＋税
歯科なるほどイロイロ学	井上 孝	本体3,200円＋税
140字の歯科臨床 タカシのツイッター	井上 孝	本体2,000円＋税
保険診療の患者さんが「自費でお願いします」ドクター20人の「自由」プレゼンテーション	塩田博文 ほか	本体5,800円＋税
自由診療それぞれ 患者治療の最高最善	近藤隆一 ほか	本体5,800円＋税
自由診療のステップbyステップ 腕を上げたい うまくなりたい	吉田秀人 ほか	本体5,800円＋税
歯科用 半導体レーザーの基礎と実践テクニック	西山俊夫	本体10,000円＋税
低侵襲で質の高い CO_2 レーザー臨床	荒川義浩	本体7,000円＋税
歯を長期に守る救歯臨床	黒田昌彦／伊藤公二／西原英志／服部夏雄／法花堂 治	本体7,000円＋税
聞くに聞けない 臨床手技のピンポイント37	松本勝利	本体6,000円＋税
医院すたいる 診療スタイル それぞれ	村岡秀明	本体7,000円＋税
Making Smile 〜キレイな口元で素敵な笑顔になるために〜	須崎 明 [新刊]	本体3,800円＋税

補綴・咬合

前歯部欠損補綴のトリートメントデザイン	小川勝久／木本克彦 [新刊]	本体9,000円＋税
主機能部位に基づく実践咬合論	加藤 均	本体8,600円＋税
中沢勝宏の誰にでもわかる咬合論	中沢勝宏	本体10,000円＋税
小出 馨の臨床が楽しくなる咬合治療	小出 馨 [新刊]	本体8,000円＋税
支台歯形成のベーシックテクニック	岩田健男	本体9,000円＋税

有床義歯

村岡秀明の総義歯臨床図鑑	村岡秀明	本体10,000円＋税
村岡秀明の総義歯咬合採得 咬合調整	村岡秀明	本体10,000円＋税
デンチャー ライニング	濱田泰三／村田比呂司	本体6,200円＋税
ティッシュコンディショナー	濱田泰三	本体6,200円＋税
義歯の洗浄	濱田泰三／二川浩樹／夕田貞之	本体5,600円＋税
義歯安定剤	濱田泰三／村田比呂司／夕田貞之／玉本光弘／貞森紳丞	本体5,600円＋税
総義歯製作ガイダンス	豊田静夫／鬼塚智仁	本体5,000円＋税
塩田博文語録	塩田博文	本体2,800円＋税
塩田博文の軟化パラフィンワックス臼歯部咬合法って何？	塩田博文	本体12,000円＋税
塩田博文の義歯物語 自費が生まれるとき	塩田博文	本体19,000円＋税
1枚の写真ではじまる 12人の義歯臨床	村岡秀明	本体5,000円＋税
機能的でより美しいDr.カワラダによる審美補綴臨床	川原田幸三	本体9,000円＋税
これからの義歯治療とインプラントオーバーデンチャー	亀田行雄	本体7,600円＋税
Denture World 〜義歯で口福になるために〜	戸田 篤	本体3,400円＋税

開業医のための実践デンチャーシリーズ

塩田博文の義歯力	塩田博文	本体8,600円＋税
村岡です。	村岡秀明	本体4,400円＋税
総義歯臨床の Hands-on	松下 寛／杉山雅規	本体7,200円＋税
What is Suction Denture?	佐藤勝史 新刊	本体8,000円＋税

クラウンブリッジ

デンタルカラーマネジメント　十人十色	島田和基／南 清和 ほか	本体6,000円＋税
口腔にやさしいエコ・サイジングの修復治療	福島俊士	本体6,600円＋税

インプラント

裸のインプラント	原 正幸／井上 孝	本体7,600円＋税
それからの裸のインプラント	井上 孝／原 正幸	本体8,200円＋税
インプラントのトラブル解決FAQ	原 正幸／インプラントを考える会	本体6,000円＋税
インプラントのセーフティーネット～臨床検査のある風景～	井上 孝／松坂賢一／矢島安朝／武田孝之	本体6,400円＋税
臨床医のためのインプラント治療原論	古賀剛人／佐藤るり	本体12,000円＋税
自家骨によるインプラント治療のための骨造成法	澤 裕一郎	本体13,800円＋税
DHが行う インプラントメインテナンスのスタンダード	岩﨑美和	本体3,600円＋税

インプラント修復の臨床基本手技シリーズ

インプラント修復の臨床基本手技シリーズセット（全4巻、ケース入）		本体29,000円＋税
1　診査・診断	小宮山彌太郎／松永興昌	本体7,000円＋税
2　外科	小宮山彌太郎／河奈裕正	本体7,600円＋税
3　補綴	小宮山彌太郎／関根秀志	本体7,400円＋税
4　トラブル対応とメインテナンス	小宮山彌太郎／木津康博	本体7,000円＋税

保存修復

猪越重久のMI臨床―接着性コンポジットレジン充塡修復	猪越重久	本体8,400円＋税
接着がゆく	猪越重久	本体6,000円＋税
臨床の達人5 眞坂信夫 接着臨床を究める	眞坂信夫	本体7,400円＋税
LET'S WHITENING	近藤隆一	本体3,800円＋税

歯内療法

パーフェクト歯内療法	髙島憲二	本体10,000円＋税
エンジンファイル ON 早く・簡単・正確・安全・経済的な歯内療法を求めて	阿部 修	本体5,600円＋税
歯内療法のインデザイン	青木慎一郎	本体5,800円＋税
機能的な歯内治療	庄司 茂	本体8,400円＋税
歯内療法における臨床思考の技術	高橋慶壮 新刊	本体12,000円＋税

歯周治療

スタンダード歯周治療	泉澤勝憲	本体7,500円＋税
PERIODONTAL FLAP　フラップ手術 実践テクニック	申 基喆	本体11,000円＋税
歯周外科とインプラント外科手術のための縫合	申 基喆	本体10,000円＋税
コレクテッドエビデンスシリーズセット（全3巻、ケース入）		本体26,000円＋税
コレクテッド エビデンス vol.1	弘岡秀明	本体8,000円＋税
コレクテッド エビデンス vol.2	弘岡秀明	本体8,000円＋税
コレクテッド エビデンス vol.3　症例集	弘岡秀明／菅野太郎	本体10,000円＋税

くすりが活きる歯周病サイエンス	王　宝禮	本体5,000円＋税
新・上間京子のシャープニングそのまんま図鑑	上間京子	本体3,000円＋税
上間京子のSRPそのまんま図鑑	上間京子	本体3,000円＋税
SRPのArt & Science	長谷ますみ	本体5,000円＋税
患者さんに喜ばれる歯ブラシコーディネート術	長谷ますみ／玉木恵理子／津田志麻／休 尚子	本体5,000円＋税

歯科矯正

開業医のための矯正治療ナビゲーション	青島　攻	本体12,000円＋税
GPのための予防矯正臨床5W1H	萩原　均	本体9,500円＋税
歯並びコーディネーター	日本成人矯正歯科学会	本体4,400円＋税
GPのための床矯正・矯正のすすめ	鈴木設矢	本体14,600円＋税
GPのための床矯正・矯正のすすめ　活用編	鈴木設矢	本体16,000円＋税
なぜ？からはじまる床矯正治療のQ&A 1st step	鈴木設矢／大河内淑子／大澤亜弓／鈴木晴子／田中幹久　新刊	本体8,000円＋税
JETsystem	成田信一	本体8,400円＋税
歯列矯正治療の失敗と再治療	菅原準二	本体17,000円＋税
矯正臨床	髙橋正光／保田好隆／武内　豊／齋藤　茂／渡辺隆史	本体15,000円＋税
フルパッシブ矯正の理論と臨床	田村　元　新刊	本体20,000円＋税

口腔外科

わたしの難抜歯ストーリー	和気裕之／立花忠夫	本体6,000円＋税
若い歯科医と研修医のための口腔外科はじめましょう	椎木一雄／佐々木次郎　ほか	本体7,000円＋税
新　スタンダード歯科小手術	伊東隆利	本体9,400円＋税

口腔診断・歯科X線・全身管理

Dd 診断力てすと　第3集	渡辺隆史	本体4,600円＋税
Dd 診断力てすと　第4集	山根源之	本体4,600円＋税
デジタルX線―その導入と活用	大坪青史	本体7,000円＋税
検査・検査値・全身疾患	道　健一／古屋英毅／作田正義／久保木芳徳	本体5,825円＋税
口腔医療に必要な臨床検査	井上　孝／松坂賢一	本体4,400円＋税
チャート式 こんな患者が来院したら……歯科治療と全身疾患	和嶋浩一／井上　孝／和気裕之	本体5,400円＋税
歯科治療の安全往来　慢性全身疾患50ガイダンス	佐藤田鶴子	本体4,000円＋税

予防歯科

ブラッシング指導成功への道―実力養成編	丸森賢二	本体3,107円＋税
臨床の達人4 熊谷 崇　はじめに予防ありき	千田　彰／村岡秀明／今井文彰／飯島国好	本体6,800円＋税
ヘルスケア歯科診療室発　予防歯科のすぐれモノ17+α	書籍編集部編	本体5,600円＋税
歯科発　ヘルシーライフ プロモーション	花田信弘／武内博朗	本体6,400円＋税
最新3DS環境 う蝕ステージ ペリオステージ	武内博朗	本体5,600円＋税
歯原性菌血症を防ぐ　3DSセラピーガイドブック	花田信弘／浦口昌秀／武内博朗　新刊	本体1,300円＋税
フッ化物についてよく知ろう	飯島洋一	本体5,400円＋税

高齢者・障害者歯科・口腔ケア

訪問歯科診療で活用する食介護の知識と実践	市川文裕	本体3,400円＋税
黒岩恭子の口腔リハビリ&口腔ケア	黒岩恭子	本体3,000円＋税
黒岩恭子の口腔ケア（DVD）	黒岩恭子	本体4,000円＋税
なぜ「黒岩恭子の口腔ケア&口腔リハビリ」は食べられる口になるのか	北村清一郎ほか	本体5,000円＋税
"ホント"を学びたい人のための口腔ケア	泉澤勝憲	本体6,000円＋税
障害のある方の歯とお口のガイドブック	長田　豊　新刊	本体1,800円＋税

隣接医学

歯科医の知っておきたい医学常識103選	佐々木次郎／西田紘一／鳥居正雄／吉田清幸	本体5,500円＋税
続・歯科医の知っておきたい医学常識95選	佐々木次郎／増田正樹／鳥居正雄／吉田清幸	本体5,728円＋税
この疾患 医科で診る？ 歯科で診る？	天笠光雄 ほか	本体6,000円＋税
歯科と金属アレルギー	井上昌幸／中山秀夫	本体6,311円＋税

生理

口腔の生理から？を解く	森本俊文	本体6,000円＋税
新・口腔の生理から？を解く	森本俊文	本体6,400円＋税

病理

口腔の病態を診る	長谷川博雅	本体6,600円＋税
口腔病変クローズアップ	高田 隆／小川郁子	本体7,000円＋税
口腔病態＆身体病変の相互関係を探る	井上 孝／石 和久／松坂賢一	本体7,000円＋税

薬理

歯科医のためのパーソナルドラッグ わたしのQ&A36	影向範昭／東理十三雄	本体3,000円＋税
内科的歯科治療—くすりの時間です	今井文彰 ほか	本体5,200円＋税
歯科におけるくすりの使い方 2015-2018　新刊	金子明寛／須田英明／佐野公人／柴原孝彦／川辺良一	本体8,000円＋税
知っておきたい歯科衛生士のためのくすりの知識	佐野公人／永合徹也／秋山麻美／竹野敏彦	本体2,800円＋税

月刊 ― GEKKAN ―

月刊	宮内修平	―効率的な支台歯形成―	本体3,000円＋税
月刊	小嶋 壽	―歯牙破折発見！―	本体3,000円＋税
月刊	近藤隆一	―ホワイトニング・マジック―	本体3,000円＋税
月刊	阿部二郎	―下顎総義歯吸着までの道のり―	本体3,000円＋税
月刊	南 清和	―審美歯科修復への誘い―	本体3,000円＋税
月刊	内山 茂	―ケア型医療・診療室発―	本体3,000円＋税
月刊	吉田秀人	―ポジティブ3K パーシャルをめざして―	本体3,000円＋税
月刊	宅重豊彦	―進化する3Mix-MP法―	本体3,000円＋税
月刊	林 揚春	―審美領域の抜歯即時埋入インプラント―	本体3,000円＋税
月刊	日髙豊彦	―メタルフリー自由自在―	本体3,000円＋税
月刊	塩田博文	―義歯作りの"いろはに方程式"―	本体3,000円＋税
月刊	中沢勝宏	―顎関節症 治療するときしないとき―	本体3,000円＋税
月刊	柳澤宗光	―「ムーシールド」による反対咬合の早期初期治療―	本体3,000円＋税
月刊	上濱 正	―有床義歯治療の新たなるプロトコール―	本体3,000円＋税
月刊	丸森英史	―team MARUMORI発 医院で取り組むブラッシング指導―	本体3,000円＋税
月刊	北島 一	― Balance in Periodontics ―	本体3,000円＋税
月刊	下地 勲	―歯はここまで残せる セカンドオピニオンの実践―	本体3,000円＋税
月刊	木村洋子	―私を魅了したオールオンフォー臨床―	本体3,000円＋税
月刊	生田図南	―天草発 生田式歯科医療のススメ―	本体3,000円＋税
月刊	諸星裕夫	―接着臨床による歯根破折からの生還―	本体3,000円＋税
月刊	林 治幸	―矯正が可能にする包括的歯科治療―	本体3,000円＋税
月刊	木下径彦	―ヒアルロン酸が導く統合医療へ―	本体3,000円＋税
月刊	鈴木設矢	―床矯正治療の5 Essentials―　新刊	本体3,000円＋税
月刊	吉野敏明	―口腔と全身のかかわりからみた未来ある歯科治療―　最新刊	本体3,000円＋税

若手歯科医のための臨床の技50シリーズ

若手歯科医のための臨床の技50シリーズセット（全7冊、ケース入、著者メッセージ冊子付き）		本体30,800円＋税
口腔外科	外木守雄	本体4,400円＋税
保存修復	安田 登	本体4,400円＋税
歯周治療	谷口威夫	本体4,400円＋税
総義歯	村岡秀明	本体4,400円＋税
パーシャルデンチャー	渡辺隆史	本体4,400円＋税
クラウンブリッジ	行田克則	本体4,400円＋税
歯内療法	山田國晶	本体4,400円＋税

Dd 隣接医学シリーズ

糖尿病と歯科治療	野村慶雄	本体5,200円＋税
妊産婦と歯科治療	滝川雅之	本体5,200円＋税

よく・わかるシリーズ

よく・わかる 歯科用レーザー120％活用術	青木 章／和泉雄一	本体3,400円＋税
よく・わかる 歯科医院を生かすお金のしくみ	宮原秀三郎	本体3,400円＋税
よく・わかる 歯科医院を生かすお金のやりくり	宮原秀三郎	本体3,600円＋税
よく・わかる 歯科用薬剤ガイド	日本歯科薬物療法学会 新刊	本体3,600円＋税

ドクタースタッフシリーズ

歯科医院でおこなう偶発症予防と救命処置	横山武志	本体3,800円＋税
チームで取り組む消毒・滅菌	塚本高久	本体4,000円＋税
「＋患者」のインプラントメインテナンス	吉野敏明／田中真喜 新刊	本体4,000円＋税

DHシリーズ

【DVD付】歯科衛生士さんのための口腔内撮影術	丸茂義二	本体9,000円＋税
【DVD付】歯科衛生士さんのためのブラッシング指導	丸森英史／相田百合	本体9,000円＋税
【DVD付】歯科衛生士さんのための症例でみるオーダーメードのPMTC	村上 充／村上恵子	本体9,000円＋税
【DVD付】歯科衛生士さんのための成功する定期健診のすすめ方	黒田昌彦／品田和美	本体9,000円＋税
【DVD付】歯科衛生士さんのためのシャープニング	新田 浩／茂木美保	本体9,000円＋税

チェアーサイドのガイドブックシリーズ

チェアーサイドの救急処置・蘇生法ガイドブック	伊東隆利	本体2,000円＋税
チェアーサイドのインフェクションコントロールガイドブック	田口正博	本体2,500円＋税
チェアーサイドの照会状書いて返書読んでガイドブック	花井 康／柳澤繁孝	本体2,500円＋税
チェアーサイドのくすり拝見 病気確認ガイドブック	佐々木次郎／二宮佐好	本体2,500円＋税
チェアーサイドのまず臨床検査からガイドブック	井上 孝／松坂賢一	本体2,500円＋税
チェアーサイドのパントモグラフを視るガイドブック	佐々木次郎	本体2,500円＋税
チェアーサイドの口臭治療ガイドブック	本田俊一	本体2,800円＋税
チェアーサイドの薬のインフォームド・コンセントガイドブック	金子明寛	本体2,500円＋税
チェアーサイドの歯科とアレルギーガイドブック	海老原 全／松村光明／濱野英也	本体2,800円＋税
チェアーサイドの口腔内快速リペア法ガイドブック	福島正義／加藤一誠／橋本明彦／山田敏元	本体2,500円＋税
チェアーサイドの睡眠時無呼吸症候群ガイドブック	植野公雄／犬上 牧	本体2,800円＋税
チェアーサイドの消毒・滅菌ライフラインガイドブック	生田図南／井上秀人	本体2,800円＋税
チェアーサイドの最新機材活用ガイドブック	渡邊 久 ほか	本体2,800円＋税
チェアーサイドの禁煙支援ガイドブック	渡辺 勝／長山和枝	本体2,800円＋税
チェアーサイドの効くオーラルサプリガイドブック	王 宝禮	本体2,800円＋税
チェアーサイドの口腔カンジダ症ガイドブック	上川善昭	本体2,800円＋税

ポケットブックシリーズ

書名	著者	価格
有病者歯科ポケットブック 全身疾患VS歯科治療	和気裕之／天笠光雄／渋谷 鑛／中久木康一	本体3,800円＋税
患者説明ポケットブック 述前述後	今井 洋	本体3,400円＋税
こんな事故が起こったらポケットブック トラブルvsリカバリー	山口秀紀／辻本恭久／坪田有史／横尾 聡	本体3,800円＋税
歯科衛生士ポケットブック OSARAI	蓮井義則／尾崎和美	本体3,200円＋税
歯科衛生士臨床ポケットブック ASUNARO	蓮井義則／三木千津	本体3,200円＋税
歯科衛生士・アシスタントポケットブック RU	蓮井義則／三木千津	本体2,600円＋税
歯科医院で働く女性のためのポケットブック	三木千津	本体3,400円＋税

デンタルダイヤモンド増刊号

書名	著者	価格
予防歯科・成功への道	川口陽子／中村譲治／藤木省三	本体4,400円＋税
メタルフリー自由自在	高橋英登／島田和基／山本尚吾	本体4,400円＋税
臨床家のためのインプラント補綴	岩田健男／河津 寛／伊藤雄策／河原英雄／上村恭弘／山本美朗	本体4,400円＋税
安心・安全な高齢者診療—かかりつけ歯科医に必要な対応	鈴木 章／佐野晴男／伊東隆利	本体4,400円＋税
ペリオ この疾患にこの治療法の新展開	鴨井久一／河田克之／岩田哲也／武内博朗	本体4,400円＋税
予防歯科 導入と展開のキーポイント	景山正登／髙橋正光／薮下雅樹／滝川雅之	本体4,400円＋税
備えて安心 チェアーサイドの主訴対応マニュアル	和気裕之／外木守雄／玉置勝司	本体4,400円＋税
メディカル・インタビュー—求められる言葉の医療行為	井上 孝／矢島安朝／大澤有輝	本体4,400円＋税
今日からはじめるPMTC—進化する歯科医院の作り方	宮崎真至／吉田秀人／山本達郎	本体4,400円＋税
審美修復 ここが知りたいQ46	千田 彰／三浦宏之／南 清和／塩野英昭	本体4,400円＋税
歯科医院のための感染対策実践ガイドライン	小森康雄	本体4,400円＋税
開業医のための失敗しないインプラント	小川洋一／古賀剛人／松田 哲	本体4,400円＋税
私の愛すべき道具たち	島田和基／秋本尚武／笠井俊一／葭田秀夫	本体4,400円＋税
そこが知りたい！日常臨床のテクニックQ&A	加藤正治 ほか	本体4,400円＋税
私のPD臨床—気鋭のケースプレゼンテーション	渡辺宜孝	本体4,400円＋税
始めて、学んで、MTM	髙橋正光／秤屋尚生／大野秀夫／市村賢二	本体4,400円＋税
臨床歯内療法	須田英明／興地隆史／五味博之／林 正規	本体4,800円＋税
臨床のアクシデント&ピットホール その対処と予防法	和気裕之／中川洋一／吉田秀人／貞光謙一郎	本体4,800円＋税
オールセラミックスの最前線	加藤正治／島田和基／松永興昌／南 清和	本体4,800円＋税
予後を考察する—長期観察症例からの検証	下野正基／染谷成一郎	本体4,800円＋税
支台歯形成—次世代に向けて	宮内修平／貞光謙一郎／坪田有史／島田和基	本体4,800円＋税
総義歯難症例への対応 その理論と実際	加藤武彦／三木逸郎／田中五郎	本体4,800円＋税
よくわかる外傷歯	須田英明／井上美津子／杉山芳樹／都築民幸	本体4,800円＋税
開業医が診る口腔粘膜疾患—診断から対応まで	天笠光雄／草間幹夫／川辺良一	本体4,800円＋税
開業医のための安全・確実な抜歯術—その基礎と臨床	山根伸夫／森島 丘／古土井春吾	本体4,800円＋税
小児歯科は成育医療へ—今を知れば未来がわかる	吉田昊哲／嘉ノ海龍三／山﨑要一	本体4,800円＋税
開業医のための明快・咬合臨床	寺岡康利／龍田光弘	本体4,800円＋税
インプラント時代の歯周マネジメント	和泉雄一／申 基喆／二階堂雅彦／松井德雄	本体4,800円＋税
超音波骨切削機器それぞれ	依田 泰／木津康博／萩原芳幸	本体4,800円＋税
患者に喜ばれるパーシャルデンチャー	五十嵐順正／岡崎定司／馬場一美／谷田部 優	本体4,800円＋税
オーラルマネジメントに取り組もう	岸本裕充／菊谷 武／永長周一郎／中里義博／太田博見	本体4,800円＋税
歯の長期保存の臨床	下地 勲／千葉英史	本体4,800円＋税
ライフステージと歯内療法	興地隆史／石井信之／井澤常泰／木ノ本喜史	本体4,800円＋税
ここまで進化したメタルフリー修復&補綴臨床	坪田有史／島田和基／山本雄嗣	本体4,800円＋税
歯科の痛みを見極める—診断・治療50のQA 新刊	和嶋浩一	本体5,000円＋税
口から食べるストラテジー 新刊	菅 武雄／柿木保明／大渡凡人／須田牧夫／守口憲三	本体5,000円＋税
臨床力アップにつながる 歯の破折の診断と処置 新刊	北村和夫／貞光謙一郎	本体5,000円＋税

デンタルダイヤモンド 別冊

THE 自由診療　稲岡 勲	本体3,700円＋税
変える？ 変わる？ 歯科医院経営　樋口貴敏	本体3,700円＋税
ドクター スタッフ 活き活き歯科医院経営術　和仁達也／福重真佐子	本体3,700円＋税
歯科医院経営悪化の壁―患者が医院を変えるとき―　門田 亮／稲岡 勲	本体3,700円＋税
自分でできる歯科医院経営チェック　宮原秀三郎	本体3,700円＋税
歯科医院経営　輝きのあるオフィスを求めて　高橋英登	本体3,700円＋税
医事紛争 こうすれば防げる？ 傾向と対策　菅野耕毅／金田英一／助村大作／北村 一	本体4,000円＋税
自費攻略 TCのいる歯科医院　稲岡 勲／角田祥子／諸井英徳／康本征史	本体4,000円＋税
改装がもたらす経営攻略の秘訣　矢根克浩	本体4,000円＋税
歯科医院経営を支える生損保活用術　後田 亨／門田 亮／諸井英徳	本体4,000円＋税
歯科医院で実践！スタッフ教育マネジメント　澤泉千加良／成富健剛	本体4,000円＋税
100年続く歯科医院　橋本 守	本体4,000円＋税
人もお金もついてくる歯科医院の経営判断　渡辺 博	本体4,200円＋税
THE 自由診療2 自費率3割への挑戦　康本征史　最新刊	本体4,200円＋税

DHstyle 増刊号

DHがつくる"和"の世界―患者さんに安心とリラクゼーションを提供するために―　近藤隆一	本体2,800円＋税
スカンジナビアン スタイル 口腔メインテナンス　関野 愉／佐藤謙次郎／星野由香里	本体2,800円＋税
歯周1st―ペリオ治療の疑問をスピード解決！―　金子 至／三辺正人／吉野敏明／渡辺隆史	本体2,800円＋税
歯科衛生士のX線読影力!!　橋本光二／三辺正人／貞光謙一郎	本体3,000円＋税
育もう！歯周病検査力　小西昭彦／新田 浩／牧野 明／茂木美保	本体3,000円＋税
子どものお口のスペシャリストになろう　奥 猛志／田中英一／早﨑治明	本体3,000円＋税
口腔内の病変・異常に気づく観察眼を養おう　川辺良一／堀元隆司／吉田直人	本体3,000円＋税
シニア世代のお口を守り健康長寿に導くプロをめざそう　戸原 玄　新刊	本体3,200円＋税

デンタルダイヤモンド MOOK

歯科用レーザー臨床まるごと大事典　渡邊 久／西山俊夫／津田忠政	本体5,800円＋税
磨け！DH 輝け！歯科医院　河野正清／渡辺隆史／吉田秀人	本体6,500円＋税
インプラント治療を成功に導くチームアプローチ　依田 泰／金田祐子	本体8,000円＋税

医事・経営・その他

書名	著者	価格
安心開業ハンドブック	橋本 守	本体2,600円＋税
歯科診療収入アップモデル	橋本 守	本体3,600円＋税
ちょっと待った！その歯科開業　最新刊	橋本 守	本体2,500円＋税
教科書にはない、歯科医院経営の話	種市良厚	本体2,800円＋税
学校で教えない、歯科経営と人間業	種市良厚	本体3,000円＋税
【CD-ROM】すぐに使える！歯がらみ文例くん	今井 洋／樋口貴敏	本体14,000円＋税
"紹介状"書きましょう	篠崎文彦	本体3,800円＋税
歯科医院経営のリスクファクター	稲岡 勲／今村 正／金田英一	本体3,800円＋税
ドクターをお金の悩みから解放する キャッシュフロー経営って？	原 正幸／和仁達也	本体4,000円＋税
行列のできる歯科医院	稲岡 勲／生田図南／小林祐之／藤井佳朗／高橋伸治	本体3,800円＋税
行列のできる歯科医院2	稲岡 勲／渡辺隆史／熊坂 覚／康本征史／寄田幸司	本体4,000円＋税
行列のできる歯科医院3	稲岡 勲／水野史之／森 昭／諸井英徳／蓮井義則	本体4,000円＋税
行列のできる歯科医院4 ―女性院長奮闘編―	稲岡 勲／田中希代子／濱 昌代　ほか	本体4,000円＋税
行列のできる歯科医院5　歯科医院　引き寄せの法則	星 剛史／鶴田幸久	本体4,000円＋税
歯科医院地域一番実践プロジェクト	岩渕龍正	本体4,300円＋税
予防歯科の採算フロー	河野正清	本体5,400円＋税
私小説風 歯科衛生士 WANTED	成田信一	本体3,600円＋税
歯科医師にファイナンシャルプランナー	三田マネジメントサービス編	本体3,600円＋税
歯科医院経営 困ったときの答えは一つ！	千田利幸	本体4,000円＋税
「いいかげん」が好い加減	高橋伸治	本体2,000円＋税
開業するとき してから で・増改築	福重真佐子／塚本高久	本体3,800円＋税
あなたの歯科医院が変わる 100のヒント	塚本高久	本体3,400円＋税
あなたの歯科医院が変わる 100のヒント Part2	塚本高久	本体3,400円＋税
ビジョナリークリニックって？	丹羽浩之	本体3,200円＋税
吉永勉の院長心得51ヶ条	吉永 勉	本体3,600円＋税
ゼネラルデンタルカタログ2013	ゼネラルデンタルカタログ2013編集委員会	本体8,000円＋税
私の作法①～原稿・講演・勉強～	村岡秀明	本体3,600円＋税
私の作法②～患者対応・待合室・ミーティング～	村岡秀明	本体3,000円＋税
Dr. 村松のデンタル マネジメント クリニック	村松達夫	本体3,600円＋税
ヘルスケア型診療室「ワイエイ」10年のなぜ？	足本 敦	本体3,400円＋税
歯科医院経営　起死回生「6つの物語」	福田英一	本体3,600円＋税
QA110番 歯科医院[経営・税務・法律]のソリューション	門田 亮／今村 正／金田英一	本体4,000円＋税
デンタル・プレゼンテーション　新刊	内山 茂	本体4,200円＋税

社会保険

【CD-ROM付】患者指導 手渡しくん NEXT	森岡俊介	本体8,000円＋税

スタッフ教育

はじめよう！ スタッフミーティング	砂盃 清	本体3,800円＋税
歯科医院スタッフ道～第一章～	岩渕龍正	本体2,000円＋税
歯科医院スタッフ道～第二章～	岩渕龍正	本体1,800円＋税
歯科医院スタッフ道～第三章～	岩渕龍正	本体2,000円＋税

待合室・患者指導用絵本

みてみて！あーん きれいな にゅうしの そだてかた　伊藤智恵／岡 由紀子／熊谷ふじ子／村松いづみ	本体2,500円＋税
いきいき生きる　新庄文明	本体1,800円＋税
かむ力 生きる力　斎藤 滋	本体2,500円＋税
【CD-ROM】治療説明 楽楽くん　今井 洋	本体16,000円＋税

デンタルDVDシリーズ

デンタルDVDシリーズ②　患者説明・一般教育用
DVD むし歯の新しい処置と予防（53分）　飯島洋一　　本体37,000円＋税
- むし歯ってどうしてできるの？—脱灰と再石灰化のはなし
- おうちでできるむし歯予防—脱灰をふせぐセルフケア
- むし歯のはじまり[脱灰]の処置—プロフェッショナルケア
- 上手につかってむし歯予防—再石灰化をたすける物質

デンタルDVDシリーズ③
DVDで見る村岡秀明の総義歯臨床ポイント—印象採得から咬合採得まで（36分）　村岡秀明　　本体12,000円＋税

デンタルDVDシリーズ④
DVDで見る村岡秀明の総義歯咬合調整（45分）　村岡秀明　　本体12,000円＋税

デンタルDVDシリーズ⑤　患者説明・一般教育用
タバコと歯周病（29分）　雫石 聰　　本体12,000円＋税

デンタルDVDシリーズ⑥
ペリオドンタル フラップ—フラップ手術 実践のテクニック（35分）　申 基喆　　本体12,000円＋税

デンタルDVDシリーズ⑦
最新顎関節症治療—見てわかる診査・診断 スプリント治療の実際（31分）　和嶋浩一　　本体12,000円＋税

デンタルDVDシリーズ⑧　患者説明・一般教育用
きれいな乳歯の育て方（48分）　伊藤智恵／岡 由紀子／熊谷ふじ子／村松いづみ　　本体12,000円＋税

デンタルDVDシリーズ⑨　患者説明・一般教育用
要介護高齢者の摂食・嚥下障害と口腔ケア（83分）　野村修一／植田耕一郎　　本体36,000円＋税
- 病態とアプローチの基本
- リハビリテーションと口腔ケアの基礎的訓練
- 口腔ケアの実際と接し方

デンタルDVDシリーズ⑩
初めてのインプラント—インプラント導入の注意点と術後管理（48分）　小宮山彌太郎　　本体19,000円＋税

デンタルDVDシリーズ⑪
デンタルマイクロスコープ—精緻な診療のために（49分）　恵比須繁之／木ノ本喜史　　本体12,000円＋税

デンタルDVDシリーズ⑫
スタッフミーティングのすすめ—みんな笑顔の歯科医院（67分）　砂盃 清　　本体12,000円＋税

デンタルDVDシリーズ⑬　患者説明・一般教育用
ストップ歯周病！—手に入れよう全身の健康（25分）　吉江弘正／田井秀明　　本体12,000円＋税

デンタルDVDシリーズ⑭　患者説明・一般教育用
ご存知ですか？ フッ化物の力—フッ化物の豆知識（52分）　飯島洋一　　本体12,000円＋税

デンタルDVDシリーズ⑮
デンタル スーチャリング—歯科縫合の基礎と独習法（59分）　申 基喆　　本体12,000円＋税

診療説明用リーフレット

DENTAL WHITENING　近藤隆一	1セット100冊入り	本体7,000円＋税
MOUTH GUARD　石上惠一	1セット100冊入り	本体7,000円＋税
歯科矯正　百瀬 保	1セット100冊入り	本体7,000円＋税
総義歯　村岡秀明	1セット100冊入り	本体7,000円＋税
インプラント　小宮山彌太郎	1セット100冊入り	本体7,000円＋税
歯の予防シリーズ　①6歳臼歯　三上直一郎	1セット100冊入り	本体7,000円＋税
歯の予防シリーズ　②新 歯周病　申 基喆	1セット100冊入り	本体7,000円＋税
歯の予防シリーズ　③タバコと歯周病　雫石 聰	1セット100冊入り	本体7,000円＋税
歯の予防シリーズ　④乳歯　伊藤智恵／岡 由紀子／熊谷ふじ子／村松いづみ	1セット100冊入り	本体7,000円＋税
歯の予防シリーズ　⑤定期健診　黒田昌彦	1セット100冊入り	本体7,000円＋税
歯の予防シリーズ　⑥バイオフィルムとPMTC　村上 充／村上惠子	1セット100冊入り	本体7,000円＋税
歯の予防シリーズ　⑦ブラッシング　丸森英史	1セット100冊入り	本体7,000円＋税
歯の予防シリーズ　⑧フッ化物　飯島洋一	1セット100冊入り	本体7,000円＋税
歯の予防シリーズ　⑨酸蝕歯　西村耕三　新発売	1セット100冊入り	本体7,000円＋税
歯の予防シリーズ　⑩スリーディーエス（3DS）　花田信弘　新発売	1セット100冊入り	本体7,000円＋税
安心の歯科治療　佐野晴男	組合せ1セット100冊入り（①②③④各25冊）	本体7,000円＋税
安心の歯科治療シリーズ　①妊娠中の歯科治療	1セット100冊入り	本体7,000円＋税
安心の歯科治療シリーズ　②肝臓病と歯科治療	1セット100冊入り	本体7,000円＋税
安心の歯科治療シリーズ　③糖尿病と歯科治療	1セット100冊入り	本体7,000円＋税
安心の歯科治療シリーズ　④循環器系疾患と歯科治療	1セット100冊入り	本体7,000円＋税
納得の歯科治療　和嶋浩一	組合せ1セット100冊入り（①②③④各25冊）	本体7,000円＋税
納得の歯科治療シリーズ　①抜歯	1セット100冊入り	本体7,000円＋税
納得の歯科治療シリーズ　②口腔粘膜疾患	1セット100冊入り	本体7,000円＋税
納得の歯科治療シリーズ　③顎関節症	1セット100冊入り	本体7,000円＋税
納得の歯科治療シリーズ　④歯科医院で行う小手術	1セット100冊入り	本体7,000円＋税
いきいきシニアの歯科治療	組合せ1セット100冊入り（①②③④各25冊）	本体7,000円＋税
いきいきシニアの歯科治療シリーズ　①ドライマウス　斎藤一郎	1セット100冊入り	本体7,000円＋税
いきいきシニアの歯科治療シリーズ　②正しい義歯のケア　水口俊介	1セット100冊入り	本体7,000円＋税
いきいきシニアの歯科治療シリーズ　③誤嚥性肺炎　植田耕一郎	1セット100冊入り	本体7,000円＋税
いきいきシニアの歯科治療シリーズ　④義歯の適合　村田比呂司	1セット100冊入り	本体7,000円＋税

最新情報満載のメルマガ会員大募集！！

最新情報満載のDD社メールマガジンを受け取りましょう！

デンタルダイヤモンド社ではメルマガ会員を募集しています。最新の情報を毎月 1～2 回確実に
ご案内しています。弊社ホームページからメールマガジンをご登録ください。

→ http://www.dental-diamond.co.jp/

携帯電話からも登録が可能です。QRコードを読み取りアクセスしてください。
読み取れない方は上記アドレスを直接ご入力ください。

デンタルダイヤモンド社　〒113-0033　東京都文京区本郷3丁目2番15号
TEL 03-6801-5810（代）／ FAX 03-6801-5009

【編集委員】

●康本征史（やすもと・まさふみ）
1990年　東北大学歯学部卒
1994年　康本歯科クリニック（千葉県柏市）開設
2014年　柏の葉総合歯科（千葉県柏市）開設

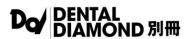

THE 自由診療2　自費率3割への挑戦

発行日──── 2015年2月1日　通巻第581号
発行人──── 湯山幸寿
編集委員──── 康本征史
発行所──── 株式会社デンタルダイヤモンド社
　　　　　　〒113-0033
　　　　　　東京都文京区本郷3丁目2番15号　新興ビル
　　　　　　TEL　03-6801-5810 (代)
　　　　　　http://www.dental-diamond.co.jp/
　　　　　　振替口座　00160-3-10768
印刷所──── 能登印刷株式会社

・本誌に掲載する著作物の複製権・翻訳権・上映権・譲渡権・公衆送信権（送信可能化権を含む）は、㈱デンタルダイヤモンド社が保有します。
・JCOPY＜㈳出版者著作権管理機構　委託出版物＞
　本誌の無断複写は著作権法上での例外を除き禁じられています。複写される場合は、そのつど事前に㈳出版者著作権管理機構（TEL:03-3513-6969、FAX:03-3513-6979、e-mail : info@jcopy.or.jp）の許諾を得てください。